文
景

Horizon

社科新知 文艺新潮

社科新知 文艺新潮

DR. GOLEM

HOW TO THINK ABOUT MEDICINE

Harry Collins & Trevor Pinch

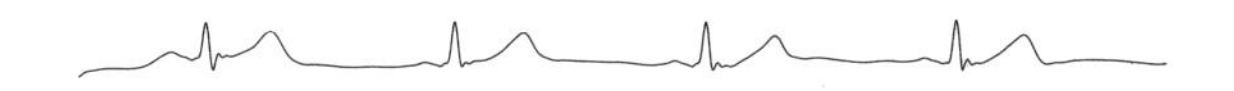

勾勒姆医生

如何理解医学

[英] 哈里·柯林斯 [英] 特雷弗·平奇 —— 著 | 雷瑞鹏 —— 译

上海人民出版社

目　录

导 读

一念成佛，一念成魔

乍一看书名，很容易掉入误读陷阱，把它当作传记来阅读，臆想作者讲述了一位叫“勾勒姆”的神医，如何茹苦含辛，救苦疗伤云云。在国人的记忆之中，《百家姓》里有“勾”姓。据《山海经》记载，有困民之国，勾姓。相传帝少昊一子名“重”，死后被封为“木正”，为五行神之一，掌管天地万物的生老病死，号称勾芒，其子孙皆以“勾”为姓，其中以越王勾践最为知名，其卧薪尝胆、复兴霸业的励志故事千古传诵。于是，在人们的潜意识里，勾勒姆便与勾践归于一类，有着某种英雄主义的精神胎记。

在西方文化语境中，勾勒姆不是一位历史人物，是一个隐喻式的传奇，类似于《西游记》中那位需要紧箍咒约束的齐天大圣。“勾勒姆”（golem）一词源自意第绪语，依据犹太教法典记载，勾勒姆是由某位亚圣造出来的“泥人”，因而不具备神的全能智慧。无疑，诞生于神创时代的勾勒姆具有明显的英雄主义特质，他强壮有力，而且越来越强壮，但其本性无所谓善恶，通常他会为人类福祉服务，拯救人类于苦难之中，但是，他也有笨拙、莽撞的一面，潜藏着危险，如果未加引导与管束，可能会祸害人类。这不就是所谓的“双刃剑”，或者“水能载舟，亦能覆舟”的二元思维吗？是的，勾勒姆就是那位“一刀繁华，一刀寂灭”的剑侠。

勾勒姆是作者柯林斯、平奇笔下的一个隐喻，他们试图通过隐喻的方式来解读、洞悉理性世界与价值世界的分离与冲撞。为此，他们共同完成了三部勾勒姆的专著，分别为《勾勒姆：关于科学你应该知道的》《脱离控制的勾勒姆：关于技术你应该知道的》《勾勒姆医生：如何理解医学》，以洞悉人类价值境遇中科学、技术、医学的“景深”。国人习惯于事实性评判，衡量是非高下、利害得失。隐喻的优势是回避科学、技术、医学的抽象本质和方法的优劣高下，也绕过科学哲学与科学史，通过寓言人物的形象，对科学做现象式叩问，来透视科学、技术、医学的隐忧。因此，《勾勒姆医生》是一个重审医学的目的、价值、意义，反思医学的现代性，提升现代医学精神海拔的思想操练场，对于中青年医生而言，阅读该书，可以极大地丰富他们的学术维度，建构有品质的批评生活。

细读导论，作者借助“勾勒姆医生”的登场，给现代医学带来两道烧脑的悬题。第一道是医学目的的二元性，一面是探究生命奥秘的医学科学诉求，另一面是救死扶伤的临床功利诉求。诚如导论标题所言，“作为科学的医学与作为救治手段的医学”，既存在着鸿沟，又并行不悖，由此揭示出医学本质属性的二元性，医学是生命科学，医学也是救治艺术。前者在生物医学模式下惯性运行，后者在全人医学模式中随机调适，前者是受控的“实验室境遇”，后者是变幻莫测的“临床境遇”。对此，现代临床医学大师奥斯勒（William Osler）在一百年前就明言“医学是不确定的科学与可能性的艺术”，其背后大有深意。不确定性与艺术性的杂合，揭示了生命现象的复杂性，疾苦现象的混沌性，疾病过程中身心社灵交叠所导致的病况多样性，医疗干预的或然性，疾病预后与医患关系的不稳定性，比比皆是，无疑给医学、医院、医生呈现一道“不等式”，给患者、家属递上一个“万花筒”。因此，悉达多·穆克吉（Siddhartha Mukherjee）在《医学的真相》（*The Laws of Medicine*）一书中曾诘问：“为什么敏锐的直觉比单一的检查更有效？为什么不同的人对相同的药物反应不同？为什么看似有益的治疗方案却是有害的？”

第二道悬题事关临床认知与应对模式的分野，作者形象地比喻为“4S店”模式与“美发（容）店”模式。在汽车普及的当下，几乎人人都有4S店维修的经验，一通电脑测试之后，维修工递上一份“换件清单”，仿佛是一条“忒修斯之船”，换掉腐烂的船板、置换磨损的部件之后，汽车立马焕然一新，甚至不劳维修工动手，全程电脑控制，机器人操作，标准序贯，简洁明快。而“美发（容）店”模式则需要美发（容）师首先对客户的脸型、年龄、身份、职业、审美偏好、支付能力做细分，然后提出美发（容）整体解决方案，充分征求客户的意见，不断进行调整之后才能确定发型、色泽……电脑效果呈现认可后方可开工，其过程之中还可随即调整，力臻完美。所谓“一花一世界，一叶一乾坤”，充分体现审美与手艺的独特及个性。作者之一的柯林斯亲历了儿子遭遇严重车祸的救治历程，深感标准化的急症处置模式（心肺复苏、输血、摘脾……）的效率，但慢病时代的来临，病有百态，他又感叹“替代模式"的无力、无奈。由此看来，作者并非质疑现代医学的巨大成就，而是要质疑这些巨大成就给医学思维带来的板结。

作为科学知识社会学（Sociology of Scientific Knowledge, SSK）的领军人物，柯林斯与平奇从现代医学社会化境遇中截取了八个有趣的话题来深入透析，试图由此来松解现代医学的认知"沙化"与"板结"，廓清其现代性迷思。以下重点解读其中的肯綮。

安慰剂与安慰剂效应（第一章）。安慰剂效应被作者称为"医学中的重大难题"，自从抗生素诞生以来，人们对病因治疗的认知大大强化，尤其是靶向类抗癌药物的横空出世，更让药物治疗走向精准化。其实，药物治疗有四个层次，一是病因治疗，二是发病学治疗，三是症状学治疗，四是安慰剂治疗。安慰剂虽然位居末位，但并非没有疗愈效果，只是人们不解，为何安慰剂效应常常超出安慰剂本身的药效动力学解析，这不得不诉诸人文药理学，也就是说，从"战争模型"角度看，某药物并无明显的病因对冲或拮抗作用，但患者的病况改善却十分明显，原因何在？那就是"心病还需心药治"中的"心治"，即身心社灵复合干预所形成的非药物疗效。或许该药存在未被认知的潜在靶向作用，或许是患者对于该药期待强烈，或许是医护在用药过程中的情感、语言、陪伴、抚慰等复合效应突显，共同激发了体内的某种内源性抗病因子，呈现出慢药急效、轻药重效，甚至无效之效的现象。因此，安慰剂的疗效实实在在，并不蹈虚，更不是虚构的故事，也恰恰证明药物的效果不全集中在病灶靶点上，而有更加泛化的、迂回的药理路径存在。尤其在慢病治疗与管理中，放大安慰剂效应是照护的重要内涵，值得深入开掘。由此可见，安慰剂效应极大地冲击了生物医学模式中的药理解释机制，为人文医学开辟了新的航道。

冒牌医生现象（第二章）。古往今来，医学的专业性门槛及医护社会地位的美誉度，使得江湖骗子孜孜汲汲，跻身其中，非法行医。如书中所列举的十余位冒牌医生，每人都有独特的包装术、伪装力，危害程度也不一而论，有的只是庸术误治，还有人过失杀人。不过，并非所有的冒牌医生都是谋财害命的“浑球”，莫里哀的《屈打成医》就以喜剧的形式塑造了冒牌医生的正面形象。樵夫斯卡纳赖尔与妻子失和，其妻为图报复，把丈夫斯卡纳赖尔当作名医引荐给一富绅，为其女儿“治病”。谁承想，斯卡纳赖尔凭其智慧和勇气，准确地找到了姑娘的“病根”，而且还施展“医术”，使其如愿以偿地与所爱之人结成眷属。莫里哀的剧作告诉我们，医疗过程不仅仅只是躯体病况的识别、干预，还包括社会困境、心理纠结、文化冲突的洞悉、把握、纾解，冒牌医生虽然在医学专业知识方面远不及职业医生，也未取得相应资质，但其智商情商、社会交往能力、沟通艺术都有高水准的呈现，以至于某些冒牌医生被揭露之后，仍有许多病家笃信不疑。冒牌医生的盛行也反衬出重技术、轻人文的偏科时尚，商业化、官僚化的医院文化下，医患关系不仅失温，而且还失信、失和。因此，要杜绝冒牌医生现象，除了加强监管之外，还需改善“人文贫血”的境遇，提升医学的关怀水准。

扁桃体与一“切”了之的外科崇拜（第三章）。曾几何时，西方医学界推崇手术治疗扁桃体炎，接诊室直送手术室，不管青红皂白，一“切”了之，阑尾炎也是如法炮制，更有甚者，将前额叶白质切除术（prefrontal leucotomy）用于根治精神病。1936 年，葡萄牙著名神经科大夫埃加斯·莫尼兹（Egas Moniz）公布了一项最新研究成果："前额叶切除，是一种简单、安全、有效的手术，是一种可以高效治疗精神障碍的外科手术"。为此，他荣膺 1949 年的诺贝尔生理学与医学奖。据统计，从 1936 年至 1950 年代，仅在美国就有大约 4 万—5 万人被施行了前额叶切除。随着微创技术的成熟，外科崇拜、内科外科化的趋势不减，相对内科疗法而言，外科技术直击病灶，因而见效快、恢复快，但任意扩大外科技术的适应症不可取。以肿瘤为例，并非早期肿瘤都应该即刻实施外科手术，应该有所选择，对于前列腺癌、甲状腺癌等惰性癌，不一定立即动刀，而应该继续观察。对于肺部体检因 CT 检测增强之后大量冒出的"毛玻璃"患者，也要谨慎手术。医学大师黄家驷先生说得好，外科大夫的最高境界是"心中有刀，手上无刀"，不是泛化手术适应症，而是尽量减少手术量，毕竟手术是一种对人体完整性的破坏。

替代医学（第四章、第五章）。相对于主流医学而言，替代医学是地方性、边缘化、民间化的疗愈补充。从医学史上看，主流与非主流疗法总是维持一个相对稳定的服务生态，而且曾经主流的服务项目也可能演化为非主流，如传统中医，曾经是中国主流的医学体系，如今已经成为现代医学的替代与补充。从医学哲学上看，主流的现代医学无法克服不确定性、复杂性、偶在性，必定会给非主流的替代医学留下施展拳脚的空间，此消彼长。理论上讲，技术精进的现代医学开疆拓土，不断蚕食替代医学的领地，后者生存的空间大大压缩了；但事实上，近几十年来，替代医学的疗愈空间不仅没有缩小，反而在扩大，这是为什么？书中例举的维生素C治疗癌症的探索并不典型，更为典型的案例应该是“疼痛症”，疼痛（pain）、痛苦（pain and suffering）、苦难（suffering），无论在中文还是英文语境下，都不是一个齐同的概念，它蕴涵着躯体到心灵的两分与递延。痛苦偏重于遭逢疾苦的主体，而疼痛偏重于疾苦的体验本身，苦难则侧重于躯体之外的复合感受。痛苦的精神化呈现出特有的“深井效应”，牵引出痛苦的文化概念——文化群体经历理解和沟通，痛苦、行为问题或困扰的想法和情绪的方式，包括：

1. 文化综合征，它是一组症状和归因，常常共同出现在特定文化群体、社区，是一种体验模式。

2. 痛苦的文化习语，它是表达痛苦的特别方式，它不一定涉及个体症状和综合征，但提供了集体、共享的体验和讨论关于个人或社会担忧的方式。

3. 文化解释或归因，它是意义标签，它表明文化上被承认的症状、疾病或痛苦的含义。

目前，现代医学虽然组建了疼痛科，专门针对疼痛进行身心干预，但疗效仍不尽如人意，依然有大量的疼痛症患者求助于替代医学（如针灸、按摩），甚至还有人求助于哲学家。法国哲学家鲍德里亚（Jean Baudrillard）就认定：痛苦是人生的“象征性交换”工具，由此确立受苦的意义，化解疼痛的心灵压迫，如恐惧、焦虑，从而部分地缓解疼痛。由此可见，替代医学的优势不是技术上与主流医学叫板，而是在人文抚慰和照护方面与主流医学一争高低。第五章提及的“雅皮士流感”（慢性疲劳综合征）、纤维肌痛都是替代医学的适应症。

心肺复苏术（第六章）。众所周知，心肺功能的衰亡是全身衰亡的扳机点，因此，现代医学在心肺复苏技术的探索方面致力最勤，投入五个骨干科室介入其中，重症医学科、心脏（内外）科、呼吸（内外）科、胸科、麻醉科都在此发力。加上声光电磁技术的导入，也为心肺复苏提供了完美的支持，人工起搏器、电除颤仪，心肺功能替代仪，人工肺（ECOM），还有心肺移植技术的长足进步，使得人类“起死回生”的能力大大加强，正在重新定义死亡，不仅濒死期拉长，濒死复活的概率大大提升，即使是进入临床死亡期，也还尚存复活的可能。心肺复苏技术的普及，不仅造就了一批不死不活的“植物人”，也使得癌症晚期、深度衰老患者临终期也要经受心肺复苏的无谓折磨，似乎，最后时光不施行心肺复苏，子女就是不孝，医护就是违背“永不言弃”的职业诺言，殊不知，死亡是人生的最后落幕，无法逆转，应该尊重死亡的自然进程。无疑，对于急病急死（车祸、溺水、摔伤等意外事件），要尽快介入心肺复苏，但对于高龄人群的慢病慢死、慢病急死，就应该避免施以心肺复苏术。犹如我们手中有榔头不必到处都去敲，我们掌握了心肺复苏术，也不可逢死必复苏。

艾滋病患者组织与患者自主（第七章）。艾滋病是一种新生的免疫缺陷疾病，虽然社会资本投入巨大，但至今并未研发出疫苗和根治药物，鸡尾酒疗法可以有效延续生命，但带病生存期因人而异。作为现代疫病的现代患者群体，艾滋病感染者喜欢抱团求生，在全世界组建了许多有影响力的患者维权团体（俱乐部），他们在药物供给、采购、药品价格，甚至研发、评估上发表主导性意见，部分改变了政策与市场格局。他们正在形成与医学利益集团、医药利益集团鼎立并存的利益诉求集团，美国电影《达拉斯买家俱乐部》就是这种情形的真实写照。1970年代以来，患者权利运动悄然兴起，不仅是艾滋病患者团体，肿瘤、罕见病等患者群体纷纷效仿，他们借助于现代通信技术，以各种方式组建区域性、全国性患者权益组织，为个体患者代言发声，这种趋势未来将继续拓展，值得医学、医院、医生高度关注。

疫苗接纳与犹豫（第八章）。疫苗被认为是人类应对传染病的利器，工业化的疫苗生产与接种是20世纪抵御传染病的伟大创举，随后，疫苗有益论风靡全球，既然是经过科学家和科学程序严格确认的预防传染病的神器，百姓就应该积极接种，以期疫苗效应的最大化，但是，在西方出现了疫苗算计，继而出现犹豫与抵制一族。先说疫苗犹豫，当一定比例的人口接种了疫苗之后，那些剩下的未接种人群就可以获得免疫屏障的保护，因此，他们无须接种疫苗，就可获得被动免疫，这样一来，没有接种疫苗之后的副反应，又获得了免疫，何乐而不为。如果人们都想不“接种”而获得“免疫”，则抵达群体免疫的人口基数就会不足，群体免疫壁垒就无法形成。而且最后一批疫苗犹豫者可能被指责“自私自利”，受到道德和良心的审判。其次，联合疫苗（百日咳、白喉、破伤风）混合接种，导致副反应叠加，严重者会危及生命，这就给接种者带来了疫苗恐慌，作者之一的平奇就自主决定自己的孩子分开、错期接种疫苗，以减少副反应发生的概率。这显然不只是平奇一个人的选择，而是“知情同意权”的正当行使，却被医护定义为“不负责任的父母”，难道绝对服从就是负责任，坚持自主评估、自主选择反而是不负责任？这背后缠着“公众理解医学”的巨大暗箱，任何科学知识与结论，都存在着双向辩护的空间，一只黑天鹅的存在就会颠覆“白天鹅”的群体印象，只有充分知情、充分理解，才会愉快接纳。同时，社会要为疫苗副反应受害者编织保护之网，如提供救助基金，才能从社会面消除“疫苗恐惧”，减少“疫苗犹豫”。推而广之，医学的不确定性（副作用）阴影几乎笼罩了现代诊疗全程，“公众理解医学”的任务十分艰巨。

在“结语”一章，两位作者一致感叹“勾勒姆医生”（医学）的写作难于“勾勒姆科学”与“勾勒姆技术”，这显然不是因为知识谱系的难度系数更大，而是因为医学的“顶天立地”，既触摸到科技前沿的天花板，又深植百姓的生活栖居。每一个人都是患者，每一个人都是自己与家人的健康卫士，卫生科普是最大体量的科普，健康传播是流量最大的传播，医学、医疗行业、医药产业关乎每一个人命运的起承转合、每一个家庭的荣枯兴衰。因此，勾勒姆“造福”与“造孽”两面性的揭示，医学的建构（颂扬）与解构（挞伐），不能发生大幅度的偏倚，但又很难做到不偏不倚。犹如空中走钢丝的杂技表演，平衡感来自平衡杆，但愿每个读者心中都有一根“平衡杆”。

王一方
北京大学医学部教授

序言和致谢

在“勾勒姆系列”的前两部*中，我们提出这样的主张：科学和技术的产物最好被看作“工业钻石”而不是打磨光亮的珠宝——正如我们所阐明的，科学经常是杂乱无章和没有头绪的。科学就是勾勒姆。正如我们在这个系列的第一部中所说的：

> 勾勒姆是犹太神话中的一种造物。它是人用黏土和水以及符咒造出的人形傀儡。它强而有力，力量与日俱增。它遵从命令，为主人工作，并且保护主人免受敌人的威胁。但它也是笨拙和危险的，失去控制的勾勒姆也许会以它巨大的力量摧毁自己的主人；它是一个粗野的傻瓜，既不了解自己有多么有力，也不知道自己有多么笨拙和无知。

---

* 柯林斯与平奇合作撰写了《勾勒姆：关于科学你应该知道的》（*The Golem: What You Should Know about Science*）和《脱离控制的勾勒姆：关于技术你应该知道的》（*The Golem at Large: What You Should Know about Technology*）。（这两本书的中译本书名为《人人应知的科学》和《人人应知的技术》。）——译者注

> 在我们看来，勾勒姆不是一个邪恶的造物，而是一个笨拙的小家伙。“勾勒姆科学”不应由于其自身的错误而遭到指责，犯错的是我们。如果它尽己所能地全力以赴，就不应被指责。但是我们不应该期望太高。尽管勾勒姆是强大的，它仍是我们的文化和技艺的造物。

这里需要澄清一个常见的误解，我们所针对的不是勾勒姆的危险，而是它善意的笨拙。

主张“科学是笨拙的”这样一种观点，在医学领域的新奇感要少于在物理学等其他科学领域，因为死亡和疾病总是伴随着我们，所以我们知道医学是可错的。[1]真正有待解决的难题是：“知道医学是可错的，我们该怎么办？”在涉及科学和技术领域的前两部著作中，我们建议，最需要改变的是人们的认知。如果公众知道科学和技术是如何真正起作用的，他们在面对这类问题时将能更好地做出选择，而这种选择最终又将影响他们的生活，例如，通过投票这种方式间接产生影响。医学领域的不同之处在于，作为个体，等待“最终的结果”对我们而言是一种奢求。

换句话说，在这个系列的前两部中，笔者与所采用的资料有两种关系：一是在大多数案例分析中，我们重新描述了一些科技事件，这些事件已有人进行过初步研究；二是我们对有些案例进行了自己的初步研究。在本书中我们与所用资料的关系更为密切。在好几个章节中我们都或多或少地提及自己的就医故事，我们不由自主地以一种在前两部中从未有过的方式讨论自己该如何做。实际上，在最后一章中有关疫苗接种的分歧，有两次都差一点儿终结了整个写作计划。直到我们找到了在一个分析框架中表述有关医学选择的两种不同观点的写作方式，分歧才被最终解决。《勾勒姆医生》是比《勾勒姆》和《脱离控制的勾勒姆》更难写的一本书：前两本书我们没有很深地介入其中——不太直接地参与；这本书中我们不得不决定自己去**做**什么以及**想**什么。我们本可加入许多亲身经历的案例：一名认为治疗是完全“科学化”的医生把诊断看作“故障树”分析，不查看病人（笔者之一）本身的状况，而是直接送他去做X射线检查，只关注检查报告。那个不称职的医生让我们中的一人度过了一个备受煎熬的夏天，直到一名药剂师告诉他如何处理不太严重的内伤的痛苦症状。我们本可描述正统医学治疗慢性背痛的彻底失败、误诊和错误的药物治疗，以及简单的推拿治疗方案的成功。我们本可描述我们中的一人所承受的不必要的压力：当温和的治疗方法被证实足以减轻症状，甚至治愈疾病时，他却不得不接受一个大手术。但最终，我们没那么写。

无论如何，将以上个人经验普遍化是危险的。因为正统医学代表了“官方”的观点，它偶然的失败就会成为报刊的头条新闻，而不顾它持续的成功。正统医学的每一次失败，其实意味着存在更多药剂师的建议或替代医学治疗失败的情况，而医学**科学**能够取得成功。过度应用根治法干预的案例每出现一次，就意味着存在一次或多次明智建议的提醒，即不建议进行任何干预措施，被有意回避了，即便这些干预措施能让私人会诊医生从中赚取收益。实际上，两位笔者及其家人都多次受益于家庭医生冷静的预测、合理的建议，以及时不时展示出的精湛的诊断技巧。[2]我们大家必须谨记，即使我们足够幸运地在生活中没有这样的经历，也总会有这样的时候——虚弱的身体开始出现严重的问题，因此我们试图在经常性运作良好的不完美医学的一团乱麻中找到一条出路。仅仅指出问题是不够的。我们觉得，如果不能找到解决方案的话，至少有义务提供一些资料和观点，帮助我们更好地思考这些问题。[3]

基于这种思路，这本书比早期的“勾勒姆系列”有更多独立思考的部分，它几乎可以被平分为两个部分：一部分是我们自己对所掌握的原始资料的分析和原创研究，另一部分是原封不动地引述他人的工作。在序言和其他章节中讨论过的文献与相关补充阅读文献都在本书最后部分的“参考书目”中一一列出。导论、第一、二、八章和结语的初稿由柯林斯撰写；第三、四、五、六章的初稿由平奇撰写；第七章是从以前的“勾勒姆系列”中抄录的。这就是说，两位笔者对彼此的工作都做了贡献，我们共同对这本书负责。本书中我们引用的资料与以前的“勾勒姆系列”中提及的有很大不同，这就意味着要加入更多的注释。理由如下：一方面，医学文献的社会分析只有为数不多的以探究知识为目标的独立的案例分析，并且缺乏深入的实地调查的传统；另一方面，文献的数量很多而且不成系统。这两个方面就决定了这本书比以科学和技术为主题的“勾勒姆系列”前两部更难写作，也决定了我们的序言和导论比预期的更长的原因：我们不得不解释，我们为什么专注于我们所选择的并认为仍然有用的、有关医学的社会方面的很小一部分文献；我们不得不就某个观点和某种框架阐述更多。以下是这本书主要的文献来源。

第一章的写作开始于柯林斯阅读过的安慰剂效应方面的文献，以及他自己有关“实验者效应”的早期文章。柯林斯引用了各个方面的资料，大多数都在参考书目中列出，他最初阅读的是哈林顿（Anne Harrington）主编的《安慰剂效应：跨学科探究》中的文章。[4]

柯林斯第二章的写作，基于哈特兰（Joanne Hartland）和他自己在1994—1995年间共同承担的一个由英国经济和社会科学研究理事会（Economic and Social Research Council）资助的原创性研究项目（R000234576）“冒牌医生：技能的模拟”（Bogus Doctors: The Simulation of Skill），以及翁（Matthew Wong）为这本书而调查美国媒体报道后收集的一些材料。这一章中的许多段落，是从哈特兰在柯林斯的协助下完成的前期工作中直接摘录的。

第三章基于平奇对布卢尔（Michael Bloor）关于“是否需要进行扁桃体切除术的困难诊断”的文章的重新描述。这一章后面的部分是平奇自己的研究，是关于和医生打交道所需的不同专业知识。

第四章关于替代医学的部分，基于平奇阅读过的理查兹（Evelleen Richards）的专著《维生素C和癌症：医学还是政治？》。我们给出了不同于理查兹的结论。

第五章主要采用了阿罗诺维茨（Robert A. Aronowitz）撰写的《了解疾病：科学、社会与疾病》一书中的资料，尤其是第一章“从肌痛性脑脊髓炎到雅皮士流感：慢性疲劳综合征的历史”（From Myalgic Encephalitis to Yuppie Flu: A History of Chronic Fatigue Syndromes）。其他资料来自格鲁普曼（Jerome Groopman）在《纽约客》(*New Yorker*)杂志上的一篇文章《全身都痛》，以及莫纳汉(Lee Monaghan)的《健美、毒品和风险》一书中健美爱好者的案例研究。

第六章是关于心肺复苏(cardiopulmonary resuscitation，缩写为 CPR)的讨论，这一章主要基于平奇对蒂默曼斯(Stefan Timmermans)的《突然死亡和 CPR 的神话》一书第二章和第三章的重新表述，不过，我们再次加入了自己的结论，这一结论蒂默曼斯并不完全赞同。

第七章是从《脱离控制的勾勒姆》中摘录的(只有一点文体的改变)。这一章基本上基于平奇所阅读过的爱泼斯坦(Steven Epstein)所写的《不纯的科学》一书中相关的部分，不过在本书中柯林斯加上了一段简短的导言，来说明它与《勾勒姆医生》的主题的关联。

第八章基于柯林斯参与的英国有关麻腮风(麻疹、腮腺炎、风疹的简称，缩写为 MMR)疫苗的争论，他和卡迪夫大学的同事的讨论(一系列和卡迪夫大学社会科学研究团体的其他成员一起召开的专题讨论会)——主要是和专门研究这个问题的斯皮尔斯(Tammy Speers)和普赖尔(Lindsay Prior)的讨论，以及他对平奇夫妇的访谈。平奇夫妇关于疫苗(尤其是百日咳疫苗)接种选择的决策是一个具有代表性的案例。

我们非常感谢那些允许自己的著作被“勾勒姆化”的作者的大度以及付出的努力。他们总是毫不吝惜地花费时间来纠正我们的误解。因为这本书提出了一个比以前的“勾勒姆系列”更个人化、更具政治性的主题，我们有时不自觉地就抛开了那些作者的结论和他们在自己著作的基础上所提出的建议，为此我们提请读者查阅他们的原作。

我们要感谢图恩（Elizabeth Toon）、普赖尔、福克纳（Alex Faulkner）、拉赫蒙德（Jens Lachmund）、霍普伍德（Nick Hopwood）、劳（Adam Law）、韦尔泰希（Les Vertesi）、西尔弗曼（Chloe Silverman），以及许多匿名评审专家的有益的讨论或评论，还有他们为我们在医学领域进行研究所提供的相关文献。我们要感谢翁为终稿成形提供的帮助。我们的编辑赖斯（Catherine Rice），以敏锐的阅读能力和无尽的热情为本书的写作提出了许多建议。我们自己承担阐述错误、表达不清和判断或分析失当的最终责任。

导　论

作为科学的医学
与
作为救助手段的医学

每个人都会得病，每个人都终有一死。如果医学科学是完美无缺的，那疾病会越来越少，面对死亡我们可以有更多的转圜余地。就算不能逆转衰老过程，医学科学也应该有能力防止疾病和受伤造成的早亡吧？但现实比这糟糕。总体而言，医学科学对此没有多大影响。另外，对人群健康状况的研究表明，正如我们所知道的，医学在延长平均期望寿命方面没有多大贡献，饮食、卫生条件和生活方式有更大的影响。一句话，医学对延长人类物种的寿命基本上无能为力。如果医学的能力如此有限，由此会得出什么结论？我们应该怎么办？

这既是一个深奥的问题，也是一个需要直面和亟待解决的问题。我们税收中的多少应该投入医学研究？我们是否应该继续给癌症慈善基金捐款？当资金投入发展中国家卫生设施建设能够拯救更多的生命时，给器官移植投入巨资是否合理？这些是大问题。“小”问题是：面对正伤害我或威胁我生命的这种疾病或伤痛，我该怎么办？今天的疫苗接种是否将使我孩子的健康处于风险之中？当每种治疗方案都被说成是治愈我的唯一方案时，我应该选择哪一种？我的症状是“身心失调”导致的还是“真的疾病”引起的？当然，当你是那个需要问上述问题的人时，“小”问题就会变成大问题。

为了避免混淆大问题和小问题，我们必须记住，医学不是一个层面而是两个层面的：如同其他门类的科学，医学是一门科学，但它也是救助手段——在人们痛苦万分时减轻疼痛或提供帮助的手段。医学的两个层面经常相互冲突。冲突的一个方面是紧迫性：作为**科学**的医学必须想方设法得到正确答案，不管花费多长时间；而作为**救助手段**的医学必须当下就给出答案。另一个相关方面是“受苦的个体”：尽管医学科学在延长人类整体的期望寿命方面没有什么建树，但它仍旧可以作为我们每一个体在备受煎熬的时刻能够获得的救助手段，在这种意义上它是完美的。在这些情况下，我们需要的不是长效的医学科学而是短效的解决办法，至少是希望。也许从长远来看，我们将从作为科学的医学中获知更多，从而对大问题和小问题都给出答案——我们将在第一章中解释这意味着什么，并且在结语中还会提及这一点——但同时，大问题和小问题经常相互冲突，每次冲突在其特定情境中都有特定的意义。

冲突源于，给个人的希望可能损害作为科学的医学。这种希望能促使资源从可能带来长远进展的研究活动，转入到短期便可收益、但疗效并不确定或只是假象的症状缓解措施的开发。哲学家帕斯卡（Blaise Pascal）曾经论述过，一个人应该打赌存在一位拯救之神，因为赌错的代价很小；反之，若打赌拯救之神不存在，赌错的人就要遭受无尽的地狱之苦。我们可以用卫生保健去替代医学版帕斯卡赌博中的拯救之神：对个人而言，在赌博中和帕斯卡站在一边，不管胜算多么渺茫，对个人疾病的治愈下赌注都是可取的，因为另一边就是死亡；同样对医学科学而言，为了长远的集体利益，下与个人利益相反的赌注，也是可取的。这种冲突构成了本书的主线：作为科学的医学与作为救助手段的医学的冲突。换种方式说，就是个人利益和集体利益之间的冲突；或者说短期目标和长期目标之间的冲突。我们相信，如果理解这种冲突并且知道如何解决，那么原本困惑的个体应该发现，做出医疗判断并不那么困难。[1]

首要主题：个人和集体

如果有一个主题章节，那就是第一章，安慰剂效应。最后两章，关于艾滋病治疗和疫苗接种，可以看作对第一章的反思。第一、七、八章鲜明地展现了这个主题，这一主题也或隐或现地围绕着第二至第六章。安慰剂效应，拉丁文是 placere，“使快乐、高兴”的意思，指通过提供不直接作用于生理的药物和治疗来减轻症状。采用假的药物和治疗经常同采用真的药物和治疗结果相似，对疾病起到了一样好（或者一样糟）的作用，其原因除用“心身相互作用”来表述外我们知之甚少。安慰剂效应表明，医学科学至多只能部分地控制人体。安慰剂效应能使人病情好转，同时它也是医学**科学**中的一大困境。这言简意赅地说明了我们的主题！即安慰剂效应是为病患个体提供救助的一个手段，也是医学科学进展之途上的拦路虎。由于安慰剂效应的存在，如果有人想为那些看起来不符合今天的生物学因果观念的医疗骗术和替代医学的长期存在找一个合理解释，答案可以是这样的：它们起作用是因为它们改善了某些条件，使得心灵能够去影响身体的深层过程。这并不是说，这些替代医学措施都没有如广告所说的那样见效，而是说，我们需要去关注那些通过心灵起作用的治疗方法。医学的不确定性给曾经被嘲笑的治疗方法留下了进入受尊敬的医学行列的空间，一种方法被放弃的同时另一种方法登场。它们越是对病人有效，就越使得作为科学的医学处境尴尬。这是因为，假定对医学的投入是一场零和博弈，那么，对替代医学治疗的需求越多，医学科学能够得到的政治和财政支持就越少。

当然，也许终有一天我们可以用容易理解的因果链关系解释心身之间的相互作用，这是医学科学梦寐以求的研究成果。如果能做到这一点，那么医学作为救助手段和作为科学之间的冲突就将消失。在此之前，我们依然要面对安慰剂效应带来的许多两难问题。

在第一章中将要讨论的是安慰剂效应的一个推论：随机对照试验（randomized control trial，缩写为 RCT）的必要性。在随机对照试验中，给予随机挑选的试验组正在接受检验的药物或治疗，而给予对照组安慰剂，所有受试者都不知道哪一组是试验组、哪一组是对照组，谁在试验组、谁在对照组。随机对照试验非常清楚地阐明了我们的首要主题。假定你参加了一个随机对照试验，检测一种旨在治疗威胁生命的疾病的药物，你更愿意在对照组还是试验组？如果你是一个有公益精神的人，那么你不会在乎，你唯一关注的是医学科学和长远的集体利益。你会很高兴参加这样一个试验，它会证实新的治疗方法是不是一种具有成本效益的、保护后代生命的手段（成本效益总是与集体利益相伴随）。可如果你不是一个非常有公益精神的人，你更愿意在试验组，因为新药物**也许**比安慰剂更有可能拯救你的生命——安慰剂至多能减轻你的症状，甚至只能带来虚假的希望。在美国旧金山艾滋病患者作为受试者的 AZT 疗效研究中，这种冲突凸显了出来。“勾勒姆系列”先前的一部《脱离控制的勾勒姆》在第七章介绍过这个研究，本书的第七章再次收录该内容，并且加了一个简短的导言。[2]艾滋病病人通过破坏研究的科学性来应付这种冲突——他们分享药物和安慰剂，以便每一个参加研究的人都有同等的机会，获得至少一半剂量的有潜在生化活性的药物。这意味着医生没办法确定药物是否在起作用。在那种情况下，人们选择寻求治疗方法，而不是寻求科学真理。（后来他们又改变了自己的立场。）

疫苗接种提出了一个紧密相关的难题。大多数情况下，疫苗接种既有益于个人也有益于集体：接种了疫苗的个人不会患病，并且如果进行大范围的疫苗接种，疾病会被消灭，所有人都能得到保护。天花就是用这种方法从世界上根除的。但是，如果疫苗接种本身是危险的（大多数疫苗都至少有一点儿风险），那么对个人有利的情况就会是：让其他所有人接种疫苗从而根除疾病（也就是所谓的“群体免疫”），而自己不冒被刺破皮肤的任何风险。[3]当确信疫苗接种会带来潜在伤害但广泛接种能够消灭疾病时，父母就要面对一个折磨人的选择。

大约 2002 年年初，在英国，一些父母开始相信麻腮风三联疫苗接种偶尔会诱发孤独症。一名医生在少数几个人的支持下发表了一篇文章，文章讨论了这种可能性，尽管医学界普遍否认有任何能证明存在这种联系的证据。越来越多的针对人群风险的流行病学研究也得出否定的结果：随着三联疫苗接种的开展，孤独症患者的比例没有变化，并且对比那些没有开展三联疫苗接种的国家，在已经开展的国家中孤独症发病率并不高。然而，对那些接种三联疫苗后开始出现孤独症症状的孩子的大量公开报道，加剧了父母们的担心。虽然必须有纯粹统计学基础上的病例才能证明两者的相关性，但孤独症（病因未明）症状首次出现在三联疫苗接种后不久，就会让人相信这种可能性。即使在父母们中流传的麻腮风疫苗接种后出现孤独症症状的报告总数还没有超过可以预期的偶然发生的孤独症数目，但在备受折磨的父母看来，这种相关性仍然那么刺眼和令人揪心。

在这种情况下，帕斯卡的博弈逻辑告诉父母："不要在孩子的健康上冒哪怕最小的风险，即使赌那个持不同于常规之异议（不接受疫苗接种）的医生正确的胜算只有几百万分之一，也不要接受疫苗接种。"但如果所有的父母都遵循这个逻辑，只考虑自己的利益，诸如麻疹这样的疾病就会变成地方病。由于孩子患麻疹的长期健康风险毋庸置疑大于三联疫苗接种带来的风险，那个似乎符合他们当下最佳利益的选择又变得并非如此了。[4]

这是政治学和经济学理论"囚徒困境"中的一个经典案例。[5]解决方案是每个人都根据公共利益采取行动，即使由于流行病学研究的统计学性质，仍然存在极少一部分孩子由于疫苗接种而患上孤独症的极小可能性。重申一下，绝对没有证据证明有这种可能性，只是不能绝对排除这种可能性（正如几乎不可能在科学的任何分支学科中把否定假说完全排除掉）。[6]考虑到三联疫苗案例中接种的好处相对风险而言是压倒性的，很容易判断父母的正确选择是让孩子接受疫苗接种。但其他情况下也许更难做出选择。[7]

主题二：与医学的互动

《勾勒姆医生》的第二个主题，是我们与医学打交道的不同方式。在先前的“勾勒姆系列”中，我们论证过，理解我们与科学和技术的关系的核心，是把它们看作专业知识和技能体系，而不是逻辑和事实的组合。我们把科学家的专业技能与律师、旅游代理商、汽车机械师、水管工等的技能进行了比较。医学也是一种形式的专业技能，医疗咨询就是与专家打交道。

医学的技艺层面在外科手术中更显而易见。人的身体有各种各样的差异。就此而言，人的身体就像一辆汽车，大规模批量生产引入之前的汽车。制成模型或出现在医学教科书中的人体被简单化、程式化和理想化。现实中，剖开一个人身体的外科医生不仅仅在寻找图例中标出的这条静脉或那个器官，而是必须像探索未知领域一样去探究人体。在此过程中，甚至熟练的行医者也可能迷失其中。[8]

汽车和有生命的人体之间的另一个差异是，后者在很大程度上是自我修复的实体。如果不管它，活体大多数时候能自行修复，这使得医学科学在两个方面面临更困难的问题。首先，评估治疗的有效性很困难，因为一个人不知道是最近实施的医疗干预治愈了自己，还是身体进行了自我修复。其次，治愈疾病的原因，往往不是取代或修复了身体出问题的部分，而是在自我康复过程中实施了有效干预。大型外科手术甚至也要依靠身体自身修复伤口。由于自我康复的过程依靠医学科学和技术无法解释和控制的许多因素，所以解释干预为何失败非常困难，即使主要的因果链很清晰。

生理差异仅仅是开端。人们的经历、生活环境、心理状态和行为都千差万别。安慰剂效应告诉我们，个人意愿、心理因素和社会环境在康复过程中都会起作用。病人的身体状态取决于饮食、喝酒和抽烟等生活习惯，焦虑和爱等情绪因素，以及身体摄入的物质。我们可以说，随着人生的展开，原初遗传基因和后来生活环境的相互作用，产生出了一种具有几乎无限潜能的变异，这种变异将与身体修复过程以及疾病的最初病因相互影响。为了像了解汽车一样了解人体，我们需要解决社会和心理学以及生理学难题。

正因为如此，比起机械师和汽车之间的关系，医生和患者之间的关系需要患者更多的参与。只要患者有意识，医患之间的关系就更像是去理发店而不是去修车厂。我们去理发师那儿的时候，往往先畅所欲言地讨论合适的“处理方法”，并且描述我们想达到的最终状态。快结束时我们会看着镜子中的发型，讨论是否如原来预想的那般好。不考虑“做发型的人”的内在状态，即顾客的需求，以及他／她的外部条件，理发师的工作不可能令人满意。只有当顾客的不满得到解决，“患病的”头发才“被治愈了”；只有当最终大家都同意“治疗”是有效的，理发师才能确定“病人的疾病概念”。当然，有的理发师有时候会坚持他／她认为最好的方案，不管顾客的需求，这会产生激烈的冲突。做发型时，我们知道在这种情况下理发师的做法是越位的。

如同做发型时的情况，医生必须经常聆听病人对疾病症状的描述，因为只有病人知道这些症状——有时候这会比较困难，因为病人也许不善于描述症状，或者想象力太丰富。而且，患病的一系列情况——病史，非常重要且同样只有病人知道。最后，只有病患本人——作为他 / 她内在状态的唯一见证者——能够说治疗是否有效。比做发型时更常见的是，医生和患者对疾病严重程度和病程的意见往往不一致。正如社会学家所说的，相互影响，即医学专业技能和病人自我诊断技能影响范围之间的界限，本质上就在不断的“协商讨论”之中。

界限在哪里依赖于许多因素。比如，它依赖于各方的优势和利益，这方面部分依赖于病情或伤情。例如，外科手术中病人被麻醉后就不能进一步参与这种讨论。如果顾客是一场事故、暴力冲突或生理创伤造成的无意识的病人，那么最初的讨论也是不可能的。

从历史上看，医生已经获得了优势地位，如同医学已被看作一门“科学”。19 世纪前病人雇请药剂师、接生婆、外科医生或内科医生为其服务，但专业人士的知识仍然是理发师式的。顾客也许不能自己剪头发，但他们知道自己想要什么。在医疗方面，密切关注自己内在状态的病人能够合理地判断，多几条水蛭是否可行，或者是否该拔火罐了。受过专门训练的人也许能根据尿液的状态观察到某些特殊情况，但任何人都可以看着它并表示赞同或反对这种判断。为了找到病人不会质疑的疾病分类方法，医生必须进入私人领域。[9] 例如，通过验尸，医生能够在尸体上找到疾病的病因，尸体也不会对此表示异议；活人只知道哪里疼，是否发烧，或者其他什么，但不会知道肠子上有一个不寻常的肿块。做尸检的医生省略了与病人的对话，获得越来越高的权威。特殊工具的使用有相同的效果。1819 年推出的听诊器需要使用者掌握使用技巧并具备分析能力。听诊器创造了一种只有经过训练的使用听诊器的人能够理解的话语。尸检和听诊器开始把病人排除在逐渐成为医学科学的医学话语之外。

新的生命科学和现代医学大量的复杂技术，使天平向着这个方向，即医学作为科学和医生作为权威，进一步倾斜。最高点也许是第二次世界大战后的十年，那时科学在整体上毋庸置疑地统领一切。然而从 20 世纪 60 年代开始，对医学的批评和对科学本质逐渐成熟的理解，一定程度上磨圆了医学骄傲自大的棱角。就医生和患者，即有资格者和没资格者之间恰当关系的问题，人们再次展开讨论。诊断过程中患者和医生的关系在第三章中有详尽的讨论。

正如我们在《脱离控制的勾勒姆》一书中所阐述的，专业技能并不总是由正式的资格证来体现。在那本书中我们描写了养羊的农场主，他们拥有对自己饲养的动物的专业认识，并且具备有关自己领地的生态系统的丰富知识。第七章关于艾滋病患者权益活动人士的案例也阐明了这一点，病人掌握了充足的医学专业知识去影响医学研究者，从而改变临床对照试验开展的方式。

在第二章中，我们从侧面探讨了没有行医资质的人能够在多大程度上掌握有用的医学专业知识，我们描述了冒牌医生令人吃惊的成功。医学很大程度上是要让人感觉舒适；医学技能包括了在具体工作中学会的技能；大多数医学技能已经被护士完全掌握，护士又协助真医生或是冒牌医生工作。出于这些理由，那些被揭穿的冒牌医生几乎都不是在他们进行不合格的医疗操作时被发现的，而是根据他们生活中与医学并无直接关联的方面被发现的。

冒牌医生的案例也阐明了我们最主要的主题——个人与集体之间的冲突。与常识背道而驰的是，一个经验丰富的冒牌医生比一个直接从医学院毕业的新医生实际上可以给予患各种疾病的病人们更好的照顾。然而任何人都不会有意地**选择**一个冒牌医生，支持冒牌医生的政策也不可能或者说不应该被颁布。总体上说，较多的正式培训好于较少的培训，并且有一个有效的资格认证体系是一件好事，尽管从个人层面而言也许并非总是如此。

正如我们将要论证的，可能有人说，冒牌医生案例阐明的这种冲突，已经通过对医疗辅助人员甚至急救人员的培训和认证解决了。这样的培训使医学技能的威信、通过相关的无资质渠道实现对医学技能的潜在掌握，以及通过在职训练掌握技能，都变得合法。第六章关注的是经过简单培训的人如何进行重要的医疗操作，即心肺复苏术的应用。近年来这项技术已经普遍成为应急医疗服务基础设施中必不可少的部分，如普通人学习口对口的复苏技术等，并且公共场所都配备了心脏除颤器之类的心肺复苏设备。

有趣的是，对应用心肺复苏术的历史回顾表明，如同其他许多医学干预措施，没有证据证明它在挽救生命方面功效卓著。所以这个例子再次阐明了我们的主题：那些心脏病发作或呼吸暂停的个人仍会希望他人用这些技术尽力拯救自己的生命，即使总体而言胜算不是太大。

我们已经说明，人体和生命的本质暗示着医生和有意识的病人之间一定要建立起高层次的互动关系。我们已经论证，医学的技能威信让我们可以在那些给我们看病的医生的经验和资质之间做选择。现在，随着我们对专业技能本质有了更深入的了解，我们要做出更系统的选择。[10] 我们可以把这些选择分为三个层面。基础层面上，人们也许想“挑选专家”。人们可以通过征求第二诊疗意见，在正统医学的专家之间进行选择，或者寻求一种替代医学治疗，例如，选择脊椎按摩疗法而不是外科手术来治疗背痛，选择针灸而不是抗抑郁的药物。我们在第四章中举例说明了这种选择的范围，以癌症的替代治疗为例。诺贝尔奖获得者鲍林（Linus Pauling）与苏格兰医生卡梅伦（Ewan Cameron）合作，提出了使用大剂量维生素C的癌症疗法。这种疗法在两次备受争议的试验中被检验，试验由很有声望的梅奥诊所（Mayo Clinic）的一个团队进行。我们查阅了梅奥诊所与鲍林和卡梅伦之间的争论。这些试验经历了在先前的“勾勒姆系列”中提及的“实验者回归”（experimenter's regress）。最终，医学科学否定了这种疗法的效用。但当没有其他任何希望时，患者个人仍然想尝试这种疗法。维生素C疗法检验的方法论和数据统计方面还有如此多有待改进的地方，这使得患者个人的这种决定是有意义的，尽管我们认为这不能够证明应对维生素C研究投入更多的公共资源。

教育水平的提高和互联网带来的获取信息的便捷，使人们可以进行另一种互动。就像在医学的早期发展阶段一样，人们可以提升自己的专业知识，与医生进行更平等的对话。有时候病人可能具有相当高水平的专业知识（这被称作“互动型专业知识”），正如我们将在第八章百日咳疫苗接种的案例中看到的。[11] 危险在于，病人可能产生一种错觉——他们了解很多，因为当缺乏规范的知识时，来源于诸如互联网上的信息就可能显得很有说服力。此外，如果一个人花上几个小时阅读资料就能变成专家，那医学院和在职培训就都没有存在的必要了；在任何包含技艺的职业中，训练是必不可少的，医学也是如此。[12] 然而，这不是说，获取专业知识的**任何**努力都是基于盲目的自信。我们把这种和医学界互动的方式称作“试图成为专家”。当患慢性病（如糖尿病）的病人对他 / 她自己的生理状况有很清晰的了解时，这种专业知识几乎都不是通过有意识的努力获得的。

当人们联合在一起确认医学专业人员尚未认定的新型疾病时，就发生了第三种方式的互动，我们称之为“试图成为科学家”。这种互动方式将在第五章中详述。例如，我们业已得知海湾战争的老兵们试图确认“海湾战争综合征”（Gulf War Syndrome）的存在。参加过 1991 年“沙漠风暴”（Desert Storm）战役的老兵后来相互联系，发现他们都拥有一系列相同的症状，他们认为这些症状或者由他们使用的贫铀坦克炮弹引起，或者由敌人的化学武器引起，或者由接种预防生化武器攻击的混合疫苗引起。另一个例子是“慢性疲劳综合征”（chronic fatigue syndrome，缩写为 CFS）或称肌痛性脑脊髓炎，这只是一种当事情不顺利时我们都会经受的正常的疲劳和抑郁，还是一种由病毒或类似致病原引起的、应该被界定的某种疾病？“重复性劳损”（repetitive strain injury，缩写为 RSI）也许是介于（身体局部的）劳损和疾病之间的另一个例子。能否确认一种疾病，对病人心理上的自我定义、医学科学的角色定位和获得财政补偿的权利而言，利害关系都很大。在这些案例中，有组织的自我诊断的群体试图进行干预，从而表明自己患有一种疾病，而不是泛泛地缺乏应付这个世界的能力。

这些例子超越了“成为专家”的范畴。如果病人能确证这些新型的疾病，也许还能提出相应的新治疗方法，我们就不得不说他们拥有了不同于互动型专业知识的“贡献型专业知识”。在第五章中我们介绍了这样的群体，他们自称是以界定新型疾病为业的“外行科学家”。我们还介绍了一个与此话题关系紧密的群体——健美爱好者，他们具有充足的药理学和机体药物反应方面的知识，从而能够配制、调整和评估不同的类固醇类药方。[13]

不确定性

《勾勒姆医生》的两个重要主题都与医学科学的不确定性相关。如今，医学是不确定的不再是新闻，“勾勒姆系列”的前两部也已指出，整体而言科学便是如此。鉴于此，本书只有一章主要阐明医学的不确定性，这就是第三章，关于扁桃体炎的诊断、扁桃体切除术作为常规的干预措施，以及一般的诊断过程。但是，本书的每一章都揭示了医学的不确定性。安慰剂效应是其中的核心。围绕维生素C疗法的争论，对心肺复苏术有效性的质疑，对是否存在与疲劳相关的新型疾病的讨论，通过治疗手段识别冒牌医生的困难，以及对疫苗接种政策的怀疑，都说明了这种不确定性。随机对照试验与骨折治疗的对比表明，医学的黄金标准实际上也只是医学科学对人体内的因果链一无所知的一种掩饰。

有鉴于此，加之医学科学对平均期望寿命的增加没有多大作用，就很容易产生一种反医学 / 反科学的观念。但正如我们试图阐明的，这并不是正确的前进道路。医学仍然提供救助手段，医学科学也仍然给我们带来长远的希望。医学一定有可取之处，我们能从一个简单的例子看到这一点：要不是抗生素的效力令我们印象深刻的话，我们就不会如此担心对抗生素有耐药性的细菌的传播！抗生素引起的问题并非关于科学的不确定性。我们过度使用抗生素，是因为它们的效力令人折服。也正是医学科学解释了为什么过度使用抗生素是危险的——遗憾的是，我们没有依照所掌握的知识采取行动。这种情况下科学是确定的，但人们仍旧坚持用抗生素治疗抗生素不起作用的病毒性疾病，以及一些本可让自身的免疫系统独立抗击的小病。这还没有提及在经济利益驱动下给牲畜喂食抗生素的情况。这些问题不应该归咎于科学，对科学的忽视才是危险所在。在《勾勒姆医生》中我们想做的是，在对医学的质疑和困境的揭示与对医学专业技能的合理应用之间，指明一条道路。

我们的选择

在写作这本书时我们也不得不做出选择。如果我们只关注如何以最具成本效益的方法拯救或延长最大数量的生命，这整本书就可以压缩成一个段落。我们会简单地说，我们目前花费在医学科学上的资金应该全部投入疾病预防。在发达国家，我们应在以下方面投入资金：改变人们不健康的饮食观念，提高人们对体育锻炼的重视程度，提醒人们注意吸食某些麻醉品（特别是烟草）、不专心驾驶和性滥交的有害影响。更具成本效益的是，我们应该忘记自己是西方人，把我们的资源全用以改善发展中国家的卫生和饮食条件。[14] 但是，正因为认识到自己是西方人，我们于是选择解决我们这些发达国家的富有居民的问题。我们讨论税收应该怎样分配，应该给不同种类的医学研究多少资助，以及面对不一致的信息时应该怎样选择治疗方法。我们是知识的分析师，我们关注的是医学知识以及它与个人的关系。由于医学科学研究大多在发达国家进行，所以我们主要关注发达国家。

我们做出的另一个选择是，试着在不过多考虑社会（即使是发达社会）的经济和政治情境的情况下解释某些原则。例如，对开展了大量医学研究的医药公司而言，在无法获取专利收益的情况下，很难从对一些物质的生理潜能的昂贵论证中获利。[15] 因此，如果某种常见物质因大家都很了解而不能申请专利，即使它被认为能为一种疾病提供比在公司实验室私密的环境中开发出来的昂贵新药更好的治疗时，也不大可能有人对其进行试验。又例如，提供**替代**医学治疗的机构通过让他们的产品进入国家补助药物的行列，或者至少成为国家批准的治疗措施，则能够获利很多。还有一些利益团体通过界定疾病新种类来获取经济收益。医学在法律框架中实践，这也会影响诊断和治疗。我们也确信，至少有些人通过推广那些他们认为是“自然的”或“整体的”治疗措施而获益，经济学家将此益处称为（不太容易测算的）“效用”。简而言之，医学植根在我们所说的“魔幻工业联合体”中，本书中的一些章节将提及这一点。不过，我们的主题不是魔幻工业联合体。我们的主题是：面对即使在最严谨和最没有偏见的科学中也存在的不确定性和冲突，如何做医学判断。在“勾勒姆系列”的前两部中，我们已经阐明，最好的科学和技术也很难解决这些争论，并且随着科学的发展，医学会比其他科学更加充满争议。医学内在的不确定性给我们这本书提供了足够的写作素材，并且这些素材是我们围绕中心主题选取的。

第一章

医学中的一个重大难题
——安慰剂效应

在医学科学中存在一个重大难题：安慰剂效应。安慰剂效应是一个专用名词，指的是在没有明显的对身体干预的情况下，病人通过精神力量使自身痊愈的现象。有时通过给病人服用一种由化学惰性的物质做成的假药丸便会激发这种效应。这种药丸被称为安慰剂（placebo），该词来源于拉丁语，本义为“我会好起来”（I shall please）。

之所以说安慰剂效应是医学科学的一个重大难题，是因为每当医务人员试验一种新药物或者新的治疗方法时，都不得不面对这个问题。也就是说，安慰剂效应被认为作用强大，以至于不将药物的疗效与安慰剂的疗效进行对比，就几乎不可能判断病人健康状况的改善到底是由于该药物的生物学作用，还是得益于病人自己在面对医务人员及他们提供的医疗设备、“药物”、“治疗措施”时所产生的心理作用。这就意味着，每当成功试验一种新的药物或者新的治疗方法时，这些医务人员就会同时有力地宣称两件事情：

1. 他们宣称：“我们是技能娴熟的医学科学家，因为我们能够发明出新药物和新的治疗方法。”他们会通过试验这种新药物或新治疗方法并展示它们的疗效，来证明他们所言非虚。

2. 他们宣称：“我们是能力有限的医学科学家，因为我们不能理解心身怎样相互影响。”为了说明这一点，他们会用他们知道的唯一方法分析精神作用的影响，即把他们发明的新药物和新疗法的疗效与假冒药物和假冒疗法的疗效进行对比。

此外，尽管所有的医学科学都致力于新药和新疗法的开发，但尴尬的是，在很多情况下假冒药物和假冒疗法却与真的效果一样好或者更好。

安慰剂效应及与其紧密相关的因素

遗憾的是，安慰剂效应及与其紧密相关的几个因素远比上文所提及的复杂。为了弄清楚如今安慰剂效应在医学科学中的影响力，我们得前往一个既令人着迷又使人晕头转向的镜厅，进行一次短途“旅行”。通过这次“旅行”，我们会弄清楚怎样区分真假安慰剂效应，以及什么是期望效应和报告偏差。现在就让我们开始吧。

实验者报告效应

想想那些开展药物试验的实验者吧。试验开始前他们对于结果都会有一定的希望或期待。当试验的结果模棱两可时，实验者的期望往往会影响他们对于试验结果的“解读”。在 20 世纪 60 年代，心理学家们指出，这种现象影响巨大，动摇了该领域实验工作的整个基础。但这只是无意识报告偏差中的一个极端事例，而这种报告偏差存在于包括物理科学在内的所有科学活动中。在“勾勒姆系列”的前两部中，我们列举了很多事例，说明在物理学及其他学科的实验中，意见相左的科学家们如何得出大相径庭的实验结果并以截然不同的方式进行论述。虽然造成这些不同解读的原因不尽相同、难以捉摸，但是在药物试验中我们所关心的方面可被称为“实验者报告偏差”。这种报告偏差不同于安慰剂效应，因为报告偏差从来都是属于实验者心对心的影响，而安慰剂效应则是受试者的心对身的作用。报告偏差没有改变受试者的身体状况，它仅仅改变了实验者对受试者身体状况变化的认知。

如果分析实验结果的人员不知道所做实验的预期结果，那么在某种程度上报告偏差是能够避免的。换句话说，实验结果的分析者应该对实验的目的“一无所知”。为此，通常受试者被随机分配到两个组，即治疗组和安慰剂对照组，而这种受试者分配安排需对分析人员保密。

病人报告效应：真假安慰剂效应

现在设想一下，我们正在进行一项针对抑郁症患者的药物试验。抑郁是一种主观的心理状态，药物的疗效需要通过病人的报告来检测。例如，病人在一张列有许多细节问题的表格上作答，以此记录自己的感觉变化，以便告诉医务人员药物是否对他们产生积极作用。这是报告效应产生影响的另一种方式。如果一些病人相信他们自己服用了有效的治疗抑郁的药物，而另一些病人认为自己仅仅服用了没有疗效的物质，那么当病人报告他们的感觉时，很可能就会产生偏差效应。如果他们相信这些药物会使他们的病情有所好转，他们就会认为自己的确感觉更好，即使这些药物根本就没有对他们产生生理上的作用。与**实验者**报告偏差相对，我们称之为**病人**报告偏差。如果药物没有对病人产生实际的生理效应，那么我们就称其为**假安慰剂效应**。

当然，如果病人期望药物能够改善他的健康状况，其健康状况有可能真的得到改善。因为病人的心理处于一种健康状态，例如一种放松的乐观状态，能够对身体产生有利的影响。这就是**真安慰剂效应**。这种效应通常能够通过生理上的改变真实地或潜在地反映出来。例如，大脑中一种能够引起欣快感觉的化学物质内啡肽的增加、人体免疫力的增强、外伤痊愈速度的加快等，都能证明这种真安慰剂效应的存在。关节炎患者在感觉疼痛减少时活动能力增强，这种情况下很难说活动能力的增强是由于生理作用（内啡肽的增加）还是心理作用，两者的界限很难划清。然而，总的来说，由于有些服用了安慰剂的病人相信自己服用了真正的药物，他们的报告会受到假安慰剂效应（实际上是报告偏差）或真安慰剂效应的影响。

什么时候主观变成客观?

当然，在诸如抑郁症这类疾病的研究中，报告偏差和安慰剂效应很难区分。例如，如果只是由于报告偏差，一个接受抗抑郁药物试验的病人认为自己感觉变好了，这不意味着他实际上真的感觉好了吗？即使没有生理上的证据来证明，你认为自己感觉好起来了难道不是真的感觉好了吗？精神分析及其类似方法在治疗过程中没有生理上的关联，这是测试其疗效的难点之一。

也许有人认为，在一些可以更加直接地检验治疗效果而不是依靠病人报告的病例中，这个问题能够避免。例如，病人的肺活量可以通过让他在试验开始前和结束后向一个装置里面吹气进行检测，病人在跑步机上行走时间的长短可以作为检测其肺部治疗效果的标准，等等。然而在这些直接检测工作中，即使不存在潜在的生理变化，病人对自身的期望也能影响其实际表现。哪怕真正的安慰剂效应并不存在，但是病人往袋子里吹气或在跑步机上行走时所付出的努力，都可以说是病人对治疗效果的信心的自我报告。[1]

期 望 效 应

使事情更为复杂的是，实验者和人类受试者不能被视为彼此无关的群体。在 20 世纪 60 年代，心理学家们提出，在第三方的测评中，小学生的表现会受到教师的期望的影响。如果一个教师期望学生表现优秀，那么相对于那些教师对其期望值较低的学生，他们的确会表现得更为优秀，即使在通过设盲排除报告偏差影响的情况下依然如此。在这个事例中，受试者受到了教师态度的影响，来自教师的鼓励会让学生对自己的期望值增高，学生继而会在学业上取得更好的成绩。我们称这种影响为“期望效应”。

期望效应同样适用于医学治疗。如果医疗人员明显对治疗措施的潜在疗效感到乐观，那么这种乐观将会传达给他的病人，使病人也对这种治疗措施的潜在疗效持乐观态度，这就会增强病人的报告偏差和真安慰剂效应。

于是，在进行一项试验，检测一种根据医学科学推断无任何生理活性的物质或无任何作用的治疗措施时，有四类效应可能导致积极的结果。这四类效应分别为：

1. 实验者报告偏差；
2. 假安慰剂效应——即病人报告偏差；
3. 真安慰剂效应——病人的心理效应影响其生理状况；
4. 实验者对病人的期望效应，这个效应能够增强真假安慰剂效应。

由于以上四个影响安慰剂效应的因素的存在，每当进行有人类受试者参加的实验时，作为实验对象的病人和实验者都必须被“蒙在鼓里”。例如，在药物试验中，为了避免出现假安慰剂效应，必须保证不让病人知道自己服用的是真药还是安慰剂；为了避免出现期望效应，绝对不能让负责试验的人员知道他们发给病人的是真药还是安慰剂；为了避免出现报告偏差，实验的分析者绝对

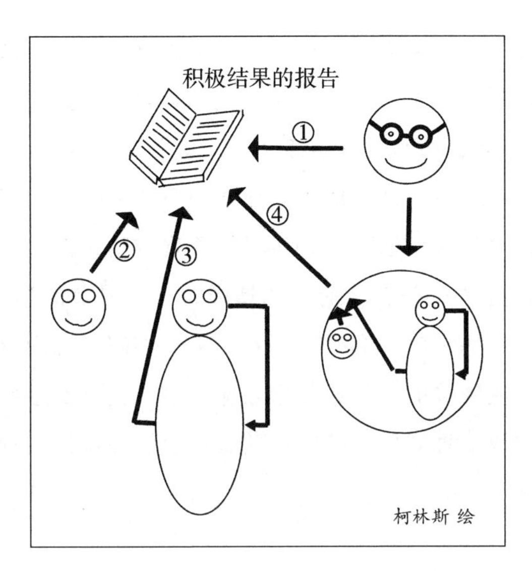

图 1　安慰剂效应的要素：
① 报告偏差；② 假安慰剂效应；③ 真安慰剂效应；④ 期望效应。

不能知道哪个病人服用了真药，哪个病人服用了安慰剂。遵循这些预防措施进行的实验，我们就称之为“双盲实验”，即在实验结束之前，实验者和受试者对实验的真实内容都无从知晓。通常，在一个双盲实验里，只有当参加实验的每个受试者的治疗效果测试完成以后，才能公布每个代号所代表的受试者属于哪个组。

生理效应

为了使随后展开的讨论更加完整和清晰，我们不能忽略能使药物或治疗措施对病人的身体产生积极影响的第五类效应：医学科学已经预料到或发现了的效应。我们称之为“**直接**的化学或身体效应”，有时也称其为“**直接**生理效应”。我们可以把它与心理状态对身体的影响，即“**间接**的化学或身体 / 生理效应”进行对比，尽管这种效应是通过一些生理物质促成的，例如大脑中内啡肽的增加、身体免疫系统能力的增强。上文提及的四类效应中，我们可以注意到，第一类报告偏差和第二类假安慰剂效应没有包含任何直接或间接的身体或化学效应，第三类真安慰剂效应包含间接的化学或生理效应，第四类期望效应能够增强这种间接的化学或生理效应。

安慰剂效应是虚构的吗？

至少从 20 世纪 50 年代以来，安慰剂效应就已经成为现代医学科学的一个组成部分。研究表明，20%—70% 的病人好像能够从安慰剂治疗中获益。或许最引人注目的是安慰剂外科手术，即对病人进行适当麻醉后仅在病人的皮肤上做个切口，而不对病人采取任何实质性的外科手术干预。据报道，这种安慰剂外科手术非常有效。确实，有时模拟外科手术好像比真正的外科手术更为有效。例如，在某些心脏疼痛和背部疼痛的治疗中，这种手术就能起到作用。20 世纪 90 年代中期，研究发现模拟手术能够治疗膝关节炎。在针对这一疾病的治疗中，膝关节内部清洗手术被认为是高效的标准治疗措施，但是那些仅仅被划开膝盖皮肤的病人却和做过膝关节内部清洗手术的病人一样痊愈了。

遗憾的是，这些看似一目了然的发现其实是值得怀疑的。现在我们不得不穿越一个更加使人晕头转向的镜厅：病人即使没有接受任何治疗也能够康复，而且，那些被给予安慰剂治疗的病人和那些接受全面医疗干预的病人，可能以同等速度自行痊愈。换句话说，那些服用安慰剂和接受安慰剂疗法的病人可能并不是因为安慰剂效应才使得身体状况好转，而是自行痊愈。同时，由于医学治疗措施对病人同样"无效"，那些接受重大外科手术的病人也是自行痊愈的。在这种情况下，与其说安慰剂效应与真正的外科手术的治疗效果一样好，不如说安慰剂效应和真正的外科手术一样，两者都是无效的。

为了研究安慰剂效应是否真的存在，我们必须做另一种实验。在这一实验中，我们必须比较接受安慰剂的病人组和没有接受任何治疗的病人组的状况。在这种情况下，只有当接受安慰剂的病人组比没有接受任何治疗的病人组恢复得更好时，才能证明安慰剂效应的存在。

2001 年，两位丹麦医生赫罗巴加森（Hrobjartsson）和格茨切尔（Gotzsche）分析了他们所能找到的所有关于比较那些没有接受任何治疗的病人和接受安慰剂治疗的病人状况的文章。这些文章提及的 114 个由医生审查过的试验中，只有少数几个试验被设计为直接检测安慰剂效应。大多数试验都将受试者分为三组进行：接受医学治疗的病人组，接受安慰剂治疗的病人组和未接受任何治疗的病人组。他们发现，在病人病情改善方面，接受安慰剂治疗的病人和那些未接受任何治疗的病人之间基本没有差别。

这似乎是个很确定的结论，而且乍一看，这两位丹麦医生的研究报告颇具说服力。他们分析了大量研究，涉及的病人为数众多。他们的研究结果似乎推翻了诸多传统观点。然而，如果仔细审阅这篇文章最后措辞谨慎的论述，会发现这个结论是存在漏洞的。

首先，在安慰剂效应测试中，有数据表明安慰剂让受试者缓解了些许痛苦；而且对小部分病人或疾病来说，还存在更有效地缓解痛苦的可能，虽然不是对全部病人都起作用。这些不利效应的影响很小且案例数量不多，因此很容易就被这两个丹麦研究者所采用的累加统计方法掩盖掉。更令人担忧的是下文所述的更为复杂的逻辑，为了强调这种逻辑的复杂性，我们得在句末使用越来越多的感叹号。

将某一种治疗，不管是给予安慰剂还是其他方法，与不给予病人任何治疗进行对比的测试，是不可能在“双盲”的情况下进行的！病人和对病人进行治疗的医生将知道谁未接受治疗。病人未接受治疗的事实不可能被掩盖，否则这就不是“未接受治疗”，而本质上是接受安慰剂治疗。

现在情况变得复杂了：如果医生和病人知道谁没有接受治疗，就将产生期望效应和报告效应，从而使接受安慰剂治疗的病人和未接受任何治疗的病人之间的差别，比安慰剂作用所带来的差别更加明显！换句话说，未接受任何治疗的病人会对他们的状况感到悲观，而那些治疗他们的医生对这组病人的好转也不会抱有任何期望。这样一来，从医生和病人那里都会产生更强的报告效应，而且期望效应将增强这种报告效应。[2]总之，至关重要的一点是，即使**没有**产生安慰剂效应，由于来自未接受任何治疗的病人组的消极报告效应和期望效应的存在，这些非盲对照的实验看起来应该会**显现出**安慰剂效应。在这种好似《爱丽斯漫游奇境》(*Alice in Wonderland*）一样的世界中，这类实验应该不可能失败！不管安慰剂效应在这些实验中是否真实存在，至少应该**看起来**是存在的!!

既然在这些实验中不存在明显的安慰剂效应，那也就不可能存在任何的期望效应和报告效应，可这就说明实验本身存在问题!!![3]就像孟德尔著名的豌豆遗传学实验一样，实验结论是如此完美，完美得不像是真的。

那两位丹麦作者反驳说，因为大多数的实验都有三个组，而不是两个组，病人和实验分析者都不会把注意力集中在接受安慰剂治疗的病人组与未接受任何治疗的病人组的区别上，这就可能降低报告效应和期望效应。但是这个观点好像没什么说服力。

即使期望效应和报告效应的存在与否不是决定性的，无论如何，都还是会存在另一个反对理由质疑实验结论。正如我们说过的，未接受任何治疗的病人将会不可避免地知道自己没有接受任何治疗。如果病情很严重，他们也许会做出这样的决定：既然在实验中没有得到任何治疗，他们应该以与实验无关的方式来治疗自己（相似主张见第四章维生素C试验）。接受安慰剂治疗的病人不会做出这种决定，因为他们认为自己正在接受治疗。这两组病人在自我治疗方式上的不同，可能导致了两组病人身体好转的成功率没有差异。

正如在大多数复杂的统计科学中出现的情形一样，综合考虑针对两位丹麦医生研究结论的两个反驳使我们无所适从。我们只知道，不能像过去一样认为安慰剂效应确实存在，但我们还远未能确定它是不存在的。为了解决这个问题，我们需要做的是对接受安慰剂治疗的病人组和未接受任何治疗的病人组进行双盲试验——但是严格地说，我们是无法办到的！（我们又不得不在句子的末尾打上感叹号。）

不管学术上有何争论，医药公司、医药公司所开展的临床试验的执行机构，以及医药公司的批评者，都把安慰剂效应视为真实存在的。批评者指出，所谓的双盲法并不起作用，因为病人经常能够通过判断吃药后是否会产生诸如头昏或口干之类的不良反应，来猜测自己是服用了真药还是安慰剂。因此，这意味着在一个药物和安慰剂的随机对照试验中，即使药物组胜出，也可能只是因为有不良反应的药物产生了更强的安慰剂效应！[4]

医药公司及为其执行试验的机构都认为安慰剂效应真实存在，因此他们会对所招募的病人受安慰剂影响的程度进行估计，然后设法避免让对暗示（隐蔽心理疗法）敏感的病人及相似类型的病人参与试验。[5]至此，关于安慰剂效应是否存在的问题，我们可以这样说：就其对我们关于医学的看法产生的影响来看，安慰剂效应是真实的。

一个更复杂的情况

让我们来看看那些检测一直以来被认为有效的药物或治疗的

试验吧，例如激素替代疗法（hormone replacement therapy，缩写为 HRT）。现在假设出现了对激素替代疗法安全性的质疑，大家都认为应该使用一种新的双盲对照试验对其安全性进行再次检测。在这个试验中，不管病人在治疗组还是安慰剂对照组，他们都有充分的理由相信药物会产生生理上的功效。这种情况将极有可能导致很强的安慰剂效应，因为病人对自己的康复会产生较高的期望，即如果自己服用的是真药，那就应该有显著的疗效。总之，安慰剂效应的强度在一定程度上受到病人对药物疗效的信任度的影响，而病人的信任度又是根据其他服用这种药物的病人的长期经验得到的。因此，如果试验证明在安慰剂组和治疗组之间没有任何区别，这可能不是因为真实药物没有疗效，而是服用安慰剂的病人对真实药物的疗效产生了很强的期望效应。在这些情况下，从一个否定性的结果中得到的任何结论都可能是不正确的。[6]

安慰剂及三个主题

安慰剂效应明确地揭示了现代医学中存在的不确定性。但是它也提出了一个令人迷惑的问题：如果安慰剂真能起作用，为什么不系统地对其加以利用呢？

其中的一个答案是显而易见的。假设你问一个病人："你喜欢真正的治疗还是安慰剂治疗？"病人当然会说："我要真正的治疗。"因为，一旦你告诉病人它是一种安慰剂，它就不会产生安慰剂所应达到的效果了，而是相当于不进行任何治疗。任何尝试给病人一种选择的努力都会弄巧成拙。（这句话是对前面观点的逻辑补充：如果你能使一个病人相信不给予治疗本身就是一种治疗，那么病人并不是没有接受任何治疗，而是相当于接受了安慰剂治疗！）事实上，只要医生不把真实情况告知病人，医生可能——也的确能够——做到善意地瞒着病人而对其进行安慰剂治疗。当没有科学的方法可以缓解病情时，一个希望给予病人帮助的好医生应该对病人隐瞒实情，并给病人提供安慰剂疗法。但是这种安慰剂疗法只能对那些无法真正知情且自主选择的病人起作用，医生不能问病人："你想接受这种安慰剂疗法吗？"医生不得不瞒着病人，这种欺骗称不上是给予病人一种真正的选择。为大众的集体健康负责的任何机构同样如此。虽然安慰剂疗法是现有医学治疗方法中的一个有用和重要的组成部分，但是你无法要求人们赞成"在医学治疗中应用更多的安慰剂"。难道你能够办到？

医学是科学还是救助手段？替代医学和安慰剂效应

替代医学（alternative medicine）包括所有那些没有得到医学科学主流认可和支持，或很少得到支持的治疗方法。这些方法有传统的，也有新研发出来的。划分主流医学和替代医学的界限很困难，因为医学科学中的不确定性为这种界限的变动留下了很大的空间。比如，现在针灸疗法不再像以前那样被轻易地否定（见第四章替代医学部分）。[7] 幸运的是，我们现在讨论的不是替代医学的生理功效而是安慰剂效应。为了分析安慰剂效应，我们可以简单地假定存在这样一些没有生理功效的替代医学治疗。当然，这不能算是一种假定，而几乎是必然存在的，因为有很多主流医学治疗没有产生功效，如果所有的替代医学治疗都能产生功效的话，那将是非常奇怪的。

让我们把这部分不产生生理功效的替代医学治疗称为“空治疗”。在此，我们无意给它们下定义；我们关注的重点是，尽管空治疗不能直接产生生理功效，但大批人还是认为他们能够从中获益。42%的美国人和20%的英国人选择使用替代医学治疗。病人花费了数额巨大的金钱，除了使自己相信已经试过所有的办法来进行治疗外一无所获，这是极有可能的。但是，更有可能的是，他们的健康状况至少会由于安慰剂效应而得到改善，有些安慰剂效应还会通过生理上的真实变化反映出来。实际上，如果安慰剂效应在某个领域作用重大的话，那么很可能是在替代医学领域。与主流医学治疗经常采用冷冰冰的、机械式的治疗步骤不同，替代医学治疗通常强调对“整体的人”的疗愈和使其保持乐观的心态。如果安慰剂效应能够治愈疾病，那么，包括空治疗在内的替代医学治疗至少可以成为一部分人的最佳寄托，成为他们最关注的最有效的治疗方案。

然而，替代医学的执行者们反对替代医学的功效源于安慰剂效应这种说法。他们像医学专业人员一样，想让他们的治疗方法的科学和生理学基础得到专业上的认可。基于我们上文讨论过的原因，他们也**必须**这样做，因为一旦一种治疗方法被宣布为安慰剂疗法，那么它就不再具有安慰剂效应，也不再是治疗方法。

让我们暂时放下这场争论，来回顾一下我们讨论的话题。假想我们能够得到一个“阿基米德点”，站在这个点上，我们可以将直接生理功效和由安慰剂效应所引起的生理变化区分开。假设在这个有利的阿基米德点上，我们能够发现，在西方社会实行的替代医学治疗和在其他社会实行的诸如巫医、萨满教巫术、伏都教巫术等一样，都没有产生直接的生理效应，都是空治疗，但它们常常能够通过引起间接的生理变化来治愈疾病，因为存在安慰剂效应。在“原始”社会，我们可以发现，如果一个外来者宣称这样的原始仪式对治疗疾病没有直接的生理效应，他的话对这些原始仪式的效果不会有丝毫影响，因为在“原始”社会成员看来，仪式产生的效果不是化学或生理意义上的，而是源自一种神奇的力量。然而，在西方社会，大多数人认为见效的治疗方法一定是通过生理或化学效应。安慰剂效应之所以在我们的社会收效甚微，就是因为我们的社会充满着科学的世界观。

在此，清晰浮现的是，作为科学的医学与作为救助手段的医学之间的冲突。在西方社会，政府通常倾向于视医学为一种科学。例如，今天的英国国民保健制度（National Health Service，缩写为NHS）越来越强调所谓的循证医学。只有当药物和疗法经过随机对照试验或者类似试验的检验后，才能投入使用。进行随机对照试验这个想法本身，就是我们的社会对基于科学的生活方式的一种肯定。正因为有了循证医学的论断，安慰剂疗法的有效性才降低了。

笔者认为，基于医学之外的众多原因，我们想要看到的是科学的世界观被全社会接受和认可，即使我们不得不承认在这种情况下至少某些人的健康会间接受损。这就显现出个人利益和集体利益之间的冲突。如果一个急切需要缓解病情的病人患了主流医学无法治愈、替代医学也不能直接治愈的疾病，也许可以借助空治疗所产生的安慰剂效应而好转。但对集体健康负责的政府或者其他相关机构，都会把培养人们的科学世界观作为自己的职责（我们也认为这是他们应该做的事情），于是借助空治疗的安慰剂效应来治愈疾病的可能性就会降低。政府把医学作为科学来进行改进的同时，也可能对其治愈功能进行着破坏。尽管如此，他们没有其他选择。

科学的黄金标准与骨折

正如我们之前解释过的，由于安慰剂效应的存在，我们必须通过随机对照试验来检验新药物及新疗法的效果。随机对照试验已经变成医学科学的黄金标准。正如上文所说，这将导致一个极具讽刺意味的结果——医学科学的黄金标准本身其实是医学无知的表现。我们可以通过一个思想实验来加以说明。

我们假设有一种疾病叫作“未分化肢体骨折”（Undifferentiated Broken Limb）。患了这种病的人四肢中有一处严重损伤，但是我们并不能确切知道是哪一部分骨折。假想某个人发明了一种针对这种病的实验性疗法，即给左腿打石膏。我们进行这样一个随机对照试验：试验中，在对照组病人的颈部打上作为安慰剂的石膏，给实验组病人的左腿打上石膏。我们可以想象，当试验结束拆掉石膏时，实验组 1/4 的病人感觉症状大有好转，而对照组病人的病情几乎没有改善。于是，从被称为医学黄金标准的随机对照试验中，可以得到这样的结论：给左腿打石膏对 25% 的“未分化肢体骨折”病人来说，是一个有效的治疗方法。

这个随机对照试验的成功说明，一旦抛开身体中一目了然的患病部位，例如四肢骨折，我们对人体的了解是多么少。由于对肢体骨折有所了解，我们可以发现随机对照试验是多么笨拙：只有 1/4 的病人可以被治愈。而当我们对人体有更深入的了解时，就可以针对每位病人的情况提供更加细心的治疗。[8] 医学科学必然希望我们对所有疾病的了解，都能够达到当前对骨折的了解程度。

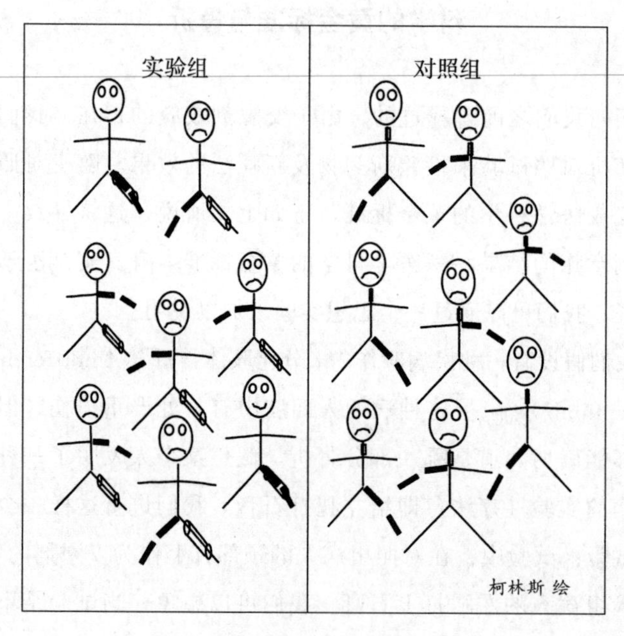

图 2　成功的随机对照试验的逻辑

这种对人体的完全了解（最好是对身和心的完全了解），可以为病人量身定制基于个人细胞（或个人思维）层面的治疗方法，就像按照个人骨骼情况制订骨折治疗方案一样具有确定性。当医学科学达到这种程度的时候，随机对照试验将会消失，就像在接骨术中的情况一样。那么，本书的主题将不再有价值，因为作为科学的医学和作为救助手段的医学，集体利益和个人利益，都将趋于一致。

我们不知道这种情况最终是否会发生，或许永远都不会。因为，就像我们在导论中论证过的，发生这种情况将意味着社会科学和心理科学以及生理科学都是完美无缺的。但是我们不能放弃希望，我们相信终有一天这种希望会变成现实。这也是我们必须坚持医学科学的理由，尽管医学科学在许多方面都存在不足。同时，我们注意到，将随机对照试验描述为医学科学的黄金标准，意味着构成本书主题的种种冲突依然存在，每个公民将要继续做出艰难的选择。我们希望通过这本书向读者揭示这样一个问题：以科学为代价或者挑战科学以得到个人最大化的短期利益，为什么并不总是正确的选择，或者说不是最好的选择。

第二章

以假乱真
——冒牌医生

想要了解一种技能的本质，方法之一是看看假装掌握这种技能到底有多难。我们可以通过报纸、电影和电视了解很多欺诈行为。大卫·马梅（David Mamet）导演的电影《赌场》(*House of Games*)，把观众带进了一个万花筒似的千变万化的世界。在这个世界里，一切都不是表面呈现的样子。在由保罗·纽曼（Paul Newman）和罗伯特·肖（Robert Shaw）共同出演的电影《骗中骗》(*The Sting*)中，骗局的手段来源于新闻记者莫勒（David Maurer）于1940年发表的一篇极有见地的社会学分析《大诈骗》(*The Big Con*)。现如今人们相对熟悉的是电视节目《伪装》(*Faking It*)。在这个节目中，做汉堡的厨师被训练成做大餐的卓越大厨，朋克摇滚乐歌手被安排去指挥交响乐队演奏，而古典音乐家则变身为俱乐部的DJ，等等。当这些冒牌货在评审团面前与真正的大厨、古典音乐指挥家及DJ进行对决时，节目摊牌的时刻才到来。通常，专业评审无法区分真假。即使假定我们在屏幕上所看到的内容没有因后期剪辑而大肆扭曲，《伪装》仍然远不能算作真正的骗局，相较而言，我们从老电影里能够得到更多启发。例如，从某种角度来看，评审团比诈骗事件的典型受害者要有优势，因为他们知道正在发生的事情是假的。而在真实骗局中，包括冒牌医生案例，受害者不知道而且通常不愿意知道自己可能受到了欺骗。在这一点上，《赌场》和《骗中骗》更接近真实情况。两部影片都展示了骗局的一个最重要的特征："目标"（即将被诈骗的人）一定是真心实意地相信自己所经历的是真的。在《赌场》中，受骗者爱上了骗子；在《骗中骗》中，受骗的歹徒相信，在欺诈赌徒的诡计中自己是合伙人。要理解冒牌医生的成功伪装，就必须意识到这一点：倘若一个值得信赖的同事，尤其是长期共处的同事，是一个骗子，那么熟悉他的每个人将因此而感觉自己是个傻子，医疗机构的日常运作则将变得混乱不堪。因此，虽然不能说医务人员希望被欺骗，但事实是，在大部分情况下，就算他们的团队中存在不称职的成员，他们也不会往冒牌货的方面想。通常他们会自然地想到去掩盖失误，帮助那些不称职的成员解决问题，而且相信他们很快能学会处理这样的难题。而《伪装》这个节目忽略了这一点，即冒充者周围的人都会想办法帮助他/她进入新的角色。

然而，从其他方面来讲，《伪装》的表演者们相对于一般的骗子处于更有利的地位。那些伪装者经过专家组的训练后，才在事先设定好的固定情境中进行个人表演。同时，在他们周围有一群自愿参加节目的人员，只要评审们没有察觉，这些人将忽略表演中的不到位或技术上的失误。训练是其中最重要的一环。从某种意义上来说，表演者根本不是冒牌货，因为他们接受了专业的高强度训练，只是训练时间异乎寻常地短暂。因此，《伪装》测试的是你在一段很短的时间里能够学到多少技术，而不是测试你能够伪装得多么好。《高强度训练》（*Intensive Training It*）可能更适合成为这个节目的名字。相反，冒牌医生只能偷偷摸摸地进行训练。

节目表演者还有另外一个很有利的条件，即他们知道自己所要做的只是在有限的情境下进行个人表演，而不需要像在实际工作中那样熟悉这种技术，以应付日常“冒牌”生活中完全不可预料的状况。而那些围绕在表演者身边的人们愿意忽略一而再、再而三的失误，使这种优势更加明显。我们将在下文中看到，大部分冒牌医生之所以被揭穿，正是因为他们不能在那些更广泛和更长期的情境中继续他们的骗人伎俩。

当然，伪装能力中一个重要变数是这门技术的难易程度。假定你是一个音乐新手，成功骗到了管弦乐队中独奏小提琴手的席位。设想，乐队开始演奏一首知名乐曲，随着乐曲的进程，指挥示意该你独奏了。一个音符就能使你暴露身份！而如果你隐藏在其他小提琴手中间，你可以摆摆拉琴的姿势而不接触琴弦，心里祈祷着其他人都忙于演奏而没有注意到一把小提琴没有发声，这样你就可能不会被发现。即使他们注意到你那时没有演奏，你也可以佯装生病并希望同组其他乐手能够为你掩饰。再者，假定你没有在餐厅做服务员的工作经验，但你通过说谎得到了一个工作机会。由于你的细心观察也许还有其他热心同事的帮助，你能在一个小时或一天内就跟上餐厅的工作节奏。虽然你缺乏工作经验，但是你也不会暴露。因而，通过对如何伪装及其难易程度的思考，就可以了解名家小提琴演奏、普通小提琴演奏以及餐厅服务工作的一些特点。

最后，伪装成一个熟练的表演者的难易度，取决于对优秀表演的本质的界定。当一个没有受过训练的音乐会小提琴手被要求演奏乐曲时，相对于演奏巴赫的作品，诠释凯奇（John Cage）的作品能够使他更有把握地以假乱真。当然，我们可以回顾一下1961年的电影《反叛者》（*The Rebel*）[在美国被称为《叫我天才》（*Call Me Genius*）]，托尼·汉考克（Tony Hancock）扮演的先锋艺术家就深谙骗局的这一特点。在汉考克主演的这部影片中，主角拙劣的作品一时备受巴黎艺术圈青睐。因为，在究竟什么样的作品才称得上卓越这一问题还存在争议的情况下，真假很难区分。[1]

医学在这一方面的情况是怎样的呢？事实是，许多医学技能好像并不难假装掌握，因为我们知道我们周围存在很多冒牌医生，据估计在美国约有一万个。[2]当然，伪装高风险的大外科医生和没有资质却挂着招牌、进行号称有效的草药疗法完全是两码事。因此，我们不知道这个估计数字究竟指的是什么。不过，通过观察一些冒牌医生的职业生涯，我们应该能够了解医学的一些特性。我们可以问问，他们能够成功地从事医学工作多长时间而不被发现，他们是否及如何在工作中学习相应技能，以及他们是怎样被发现的。换句话说，冒牌行医（包括各种医疗类别）是如同冒充独奏小提琴家一样，在试图演奏第一首曲子时就会暴露身份，还是像冒充第二小提琴手？或者更像充当街头艺人或餐厅服务员？我们将对美国和英国存在的大量冒牌医生案例进行分析，并得出结论。下面让我们介绍一个非典型的案例，以此开始对这个难题的探究。

无麻醉师资质的阿桑特（Abraham Asante）在美国工作。由于没有留意到一位病人已停止了呼吸，他的身份暴露了。但是，那已是阿桑特进行的第71个手术了，而在这之前他得到了雇主们的高度赞扬。军队的医学专业人员为阿桑特写的介绍信中包括以下内容：“一直以来，阿桑特医生展示了最高水平的医学知识，他能够按照其所在的医学机构的要求，运用必要的医学技能为病人提供医学服务。”“我要强烈推荐阿桑特医生到责任更为重大的岗位上工作。”“我认为阿桑特医生是一位极有能力的医生，同时也是这个组织的忠实成员。”[3]由此可见，阿桑特医生好像已经精通了所有必要的技能去从事他所选择的职业，在被揭穿之前，他在很长一段时间里拥有一份成功的事业。然而，阿桑特医生的案例在某个方面不能算典型，在下文中我们会看到，通常情况下，冒牌医生身份的暴露与医学过失并没有多大关系，而与其在非医学领域的生活中没能合乎专业人员的行为习惯有更大关系。

北美的数据

在一项小型调查中，我们在美国的报纸上发现了35个关于冒牌医生的报道。最早的报道出现在1977年，最近的发生在2004年。[4]有些报道涉及的是一个冒牌团体，而不是个人。在英国，我们通过更加详尽的调查，发现从1966年到1994年有91个关于冒牌医生的报道。我们对英国发生的一些案例进行了更加详细的研究。[5]

医学诈骗的形式多种多样，很多与这一章的内容无关。例如，美国的报道中有以下一些情况：一个无家可归的人以医学助手的身份在医院里度过数个夜晚；四个人扮成医生，目的是为了能够与女性亲密接触而非治疗疾病；有人为了给他的母亲搞到药物而冒充医生；有人为了搞到成瘾性麻醉剂而假装成医生；一个妇女通过为公交车司机候选人提供常规医学报告来赚钱；有人为了偷钱包而进入医院；有人装扮成医生绑架婴儿；也有替代医学从业者为了提高声望而伪装成正统医学从业者。由于这些人没有企图在不具备资质的情况下从事医疗工作，或者说他们没有试图去“演奏小提琴”，因此这些例子与本章所关注的内容没有多大关系。美国报道中也出现了一些医生在行医的州没有执照但在其他州有行医执照的案例。这里面当然存在欺诈，但不能说是**医学**欺诈，因为这些人已经通过训练并达到了相当高的医学水平。

上面最后一组案例引起了对另外一个问题的关注：当冒牌医生被揭露时，我们倾向于去寻找他们医学上不合格的迹象，并将其归咎于没有相应执照。总之，职业资格的缺失与医学技能欠缺常常混为一谈，就好像一名小提琴手拙劣的演奏应该归咎于其不是音乐家协会的会员。如果一个冒牌医生导致了某人的死亡或者伤害了某人，人们通常会说这是因为那人本来就不够格；而当一个已取得资质的医生发生相同的状况时——这种事情时有发生，他或者她接受的训练与能力资格就不会遭到怀疑。[6]在美国的相关报道中就有这样一个案例：一个冒牌的整形外科医生弄伤了他的病人，最后问题归咎于他缺乏训练。其实有资质的整形外科医生有时也会弄伤他们的病人，但他们的资质却不会遭到质疑。在上面这个例子中，导致失败的原因很可能是缺少训练，但是同时我们也能看出，当出现医疗事故时，人们总是倾向于过分强调资质的重要性。在上文介绍的阿桑特案例中同样如此。虽然阿桑特很多年来一直工作表现良好，也得到了同事的高度赞扬，但当他第一次犯错时，他缺乏麻醉师执业资质这一点就成为众矢之的。而从他的行医记录来看，不能排除这只是一个失误，这种失误即使在最优秀的正牌麻醉师身上也可能发生。

另外一个棘手问题是，在有些案例中欺诈行为反复出现：一个冒牌医生可能曾经被逮捕过，但随后他又故技重施，而且在很长时间里没被发现。例如，在一个著名的案例中，巴恩斯（Gerald Barnes）第一次被揭露，是由于他对一个糖尿病病人的误诊。但是后来，他又成功地凭借自己的医学技能在许多地方工作多年，其中包括在加利福尼亚州开办医疗诊所，他的病人中很多是当地美国联邦调查局的官员。后来，由于一个与先前案件相关的人认出了他，他的身份再一次被揭穿。这次倒与缺乏医学专业技能无关。两次事发期间，许多病人都对他的治疗感到满意。更精确而言，我们可以把巴恩斯案件看成两个案例：一个是因为缺乏医学专业技能而被捕，另一个则是基于与医学无关的因素而被拆穿。然而，这里我们仍简单地把巴恩斯案例作为缺乏医学专业技能的造假行为的案例。[7]

最后，我们不能忽视的是，这些报道自然只涉及冒牌医生中表现较为逊色的那部分人。在各方面都能够应对自如的冒牌医生不会被揭穿，也不会上新闻。世界上可能还有很多很多这样的冒牌医生没被发现。

了解这些信息以后，我们可以开始审视 35 个美国案例中剩下的 17 个案例。在这些案例中，冒牌医生都试图伪装成具有医学技能。令人吃惊的是，只有 6 个案例写到了冒牌医生使病人受到伤害。即使在这 6 个案例中，我们也不能确定是这些伤害导致了冒牌医生被曝光；有时可能是由于一些更平常的原因引起怀疑，才导致冒牌医生的无资质状态及其对病人造成的伤害同时曝光。例如，在一个英国案例中（见下文），阿特金斯（Atkins）被警察逮捕是由于他的一个家庭成员对他不满。这使他长期以来的医学欺诈行为暴露了，又使得之前他所开的不恰当的医学处方被公之于众。从对美国相关报道的分析中我们可以看出，并不是所有冒牌医生都被很快、很轻易地揭穿，他们也未必总对病人造成伤害。

英国的数据

从 1966 年到 1994 年，在英国有 91 个冒牌医生案例被报道。通过对这些案例的研究，能够更好地证实和更全面地解释美国案例的调查分析及其结论。同美国的情况一样，这些都只是被发现的冒牌医生，可能还有很多冒牌医生从来就没有被公众注意到，据说在美国这样的医生有数千人。我们知道的这 91 个案例中，有 27 个案例中的冒牌医生在工作中与医学专业人员联系紧密。与美国医生案例一样，其他的案例涉及使用伪造的医学执照为一些非法勾当提供协助，例如企图迷惑一位银行经理，利用不正当手段进入别人的房子，劝说某人脱光衣服，等等。这些欺诈行为都与医学技能的本质毫无联系。

我们也许会再次这样认为，那些在技术娴熟的医学专业人员身边工作的冒牌医生，一旦遇到诸如开出一个错误的处方，搞砸了一个手术，不知道该如何诊断一种疾病，不能熟练地进行一项医学检查等情况时，他们中的大多数可能马上就会被发现。但是，事实并不是这样的。在这27个英国案例中，我们知道其中的17个是如何被发现的。其中3个是因为在医院中不能很好地处理日常工作，以至于医院的同事都找不到借口替他们掩饰。第一个冒牌医生要求病人私下付钱来切除连护士们都能看出对身体没有害处的囊肿。第二个冒牌医生改变了其他医生已经制订的治疗程序。第三个冒牌医生在没有获得一位女病人同意的情况下为她进行了手术。

还有5个案例，冒牌医生身份的暴露都是在对他们进行与医学实践无关的调查中牵扯出来的。其中一个因重婚罪被逮捕，一个因护照违规被逮捕，一个因为保险诈骗而被发现，第四个在从事理科教师的兼职工作时遭到怀疑。第五个是在与一个同事闲谈时对“沫蝉泡沫”（cuckoo spit）一词感到陌生，表现出对科学异乎寻常的无知，从而使自己身份暴露。

第九个和第十个冒牌医生的身份是由于其他的一些情况被揭露的。一个试图用造假的方法进入他曾经作为骨科石膏铸型技师工作过的医院当医生，另一个因为交通违章而被法官认出他其实是个教师。第十一个冒牌医生听说他以前的一个同事要从国外来拜访他，因害怕被拆穿身份而消失了。第十二个因家庭成员对其不满而被告发。第十三个是个演员，离开行医行当后，在一档电视访谈节目中承认了自己的欺骗行为。第十四个在休假结束后没有返回自己的工作岗位，从而导致他的行骗历史被揭露。只有在剩下的3个案例中，我们才能确定，医学上的不合格是他们被调查并导致身份暴露的主要原因。

我们可以通过详细描述5个英国冒牌医生的案例，来更好地了解日复一日的医疗实践的特点。其中一个冒牌医生接受了采访，这5位冒牌医生的熟人及同事共计24人也接受了采访。事发之时，5个冒牌医生中，有2人是因为医疗事故而暴露。我们用按照首字母顺序排列的假名指代这5个医生，分别是阿特金斯医生、贝利（Bailey）医生、卡特（Carter）医生、唐纳德（Donald）医生（他同意接受采访）、费格森（Ferguson）医生。[8]

阿特金斯医生

5个冒牌医生中有4个假扮成医院医生。在被发现之前，他们每个人都至少有过一次在未被揭穿的情况下从事初级医学工作的经历。我们从伪装成全科医师的阿特金斯开始。在英国，全科医师是病人最先接触到的医生。全科医师负责全科医学的治疗，当病情变得复杂时，才把病人转诊给专科医师。对冒牌医生来说，这是一个相对容易伪装的角色，因为他或她与医学专业人员在一起的时间相对较少，大部分时候只是和普通公众打交道。

1961年，阿特金斯来到英国，并向英国医学总会（General Medical Council，缩写为GMC）申请注册登记。当时，他出示了一份医学学位证书的复印件和一封来自巴基斯坦一所医院的推荐信。他的学位证书是一个真正被授予医学学位的同名者证书的复印件，证书上具有识别功能的重要信息已经被掩饰掉。他的推荐信后来被证明是伪造的。他在印度曾与一位“配药师”一起工作过一段时间。配药师指的是为普通疾病调配药物和制订疗法的、未经资格认证的药剂师。这项工作为他进行欺诈行为所需的基本医学知识打下了基础。阿特金斯被准许登记注册，并且开办了自己的诊所，行医约 30 年。

这 30 年间并非风平浪静。一个经常处理阿特金斯处方的药剂师曾被他所开的稀奇古怪的处方惊呆，其中最不可思议的就是他用曼秀雷敦公司的“潇洒”（Selsun）去屑洗发水来治疗咽喉感染。这个药剂师最后决定通知当地的家庭医师委员会（Family Practitioner Committee），一个管理全科医师的行政机构，并催促他们动用权力来调查这些稀奇古怪的处方的来源。家庭医师委员会派了两名有资质的医务人员，调查阿特金斯是否在身体上和精神上都适合医生这个职业。其中一个调查员这样解释他们的调查发现：“我们两个人……和他谈了大概半个小时，并没有发现任何精神疾病的迹象。他也否认自己患有任何身体上的疾病。因此，我们没有理由断定他不适合行医。”另一个这样说：“我们得到的结果是，他确实不存在严重的精神疾病。他为他的处方给出的解释毫无说服力，仅此而已。”在这个调查中，没有人质疑阿特金斯是不是真正的医生。正如其中一个调查员指出的：“我认为，如果……他的行医证书没有通过检查，[他身份的真实性]就值得怀疑。问题是他的证书几乎无懈可击，不仅在当地被接受，而且是被英国医学总会承认的……人们怀疑错了方向。比如人们会说：‘这个家伙怎么会如此可恶？’而不会说：‘这个家伙真是医生吗？’或者‘他够资格做他正在做的工作吗？’”

因此，这两位有行医资质的医生认为，作为医学治疗的一部分，包括为治疗咽喉感染开洗发水这种稀奇古怪的处方是可以接受的，没有必要将其视为医生不够格的证据。一位退休的会诊医生向我们解释说："医学不是一种精密科学，人们可以用不同的方法处理相同的问题。如果每个人都绝对相同，你就能辨认出那个不同的人。但事实是，人人都不一样，人人都有差异。只要骗子在正常的范围内行事——这个范围是极广的——他们就不会轻易地被发现。"

人们可能认为洗发水并不在"正常范围"内，但也许阿特金斯偶然发现了其中的活性成分的一种令人意想不到的特性。或者，他可能把它当作一种特殊的安慰剂来使用。如果安慰剂具有令人作呕的味道或其他令人吃惊的特性的话，它可能会起更大的作用。那个要求对阿特金斯进行调查的药剂师解释道："现在回想起来，我可以说，很明显，那个家伙不知道他当时在做什么。但是，[那时]我没有理由怀疑他是一个冒牌医生。他已经在这个职位上工作了很多年，如果是冒充的话，他应该早就被发现或者被揭露了。"[9]

阿特金斯最终的噩运到来，是由于被他激怒的家庭成员向家庭医疗服务局检举了他。阿特金斯案很好地说明了能被称为"合理疗法"的范围之广，也显示了病人对一个无资质的全科医师的满意度。

贝利医生

贝利曾在阿富汗受过一些医学指导，但没有通过那里的医生资格考试。他在伦敦的很多医院工作过。他得到过好几个临时补缺的职位，在英国称之为“临时代理岗”，紧接着又担任了意外事故处理员（在美国相当于急诊室工作人员）。1967 年，他向英国医学总会出示一张伪造的阿富汗喀布尔大学的医学学位证书后，被准予临时注册登记。他的欺诈持续了约三年。

在他的冒牌医生生涯中，由于表现很不稳定，他的同事发现他在医学领域还有很多欠缺。但是，在和英国医学总会联系并确认他的注册登记情况属实之后，同事们认为他们有责任帮助和教导他，同时不让他接触难度较大的病例。其中一个同事提到，贝利“几乎是隐形的，不做什么事却能拿到薪水”。

只要没有人匿名向英国医学总会检举他通过造假来申请注册登记，贝利会一直被他的同事扶持着，并可能获得实质性的经验。后来他因为在休假结束后企图再次进入英国时被发现护照违规而被逮捕。

卡特医生

卡特医生曾在英国国民保健体系的几个医院当过实习护士和骨科石膏铸型技师。凭借伪造的澳大利亚一所医学院的医学学位证，1970 年他在英国医学总会注册登记，之后他在外科和麻醉科工作了大约三年。在被揭穿之前他的职称不断提升，并成了一名高级专科住院医师。一位曾经雇他为初级医生的麻醉科会诊医生解释说：“当一个护士跑到我面前对我说 CID（英国伦敦警察厅刑事调查部警察）来了的时候，我感到了前所未有的震惊……我问：‘有何贵干？’他们说：‘[卡特] 根本不具备医生资质。’我当时感觉自己好像被原子弹击中了。”一个护士这样说：“这个事情发生时如果我们被问到谁会是冒牌医生，我们说什么也不会想到是他。”一个和卡特在一起工作过的已退休的会诊医生说：“卡特的医学生涯的结束，肯定不是［由于］他麻醉工作上的缺陷。”

最终卡特由于牵涉到一桩保险欺诈案被拘捕，他的身份也随之被公之于众。

唐纳德医生

唐纳德在谋求职位的时候，出示的是一份伪造的英国医学总会证书。他是一个没有通过医生资格考试的医学生，曾在两个不同的医学学术部门做过研究工作。在那之后，他在一家地区综合医院做过一年住院医师。关于这个任命，他的一个同事评论说：“他在这个部门工作的时候，我从来没有对他的资质有丝毫的怀疑……他肯定表现得还不错［达到了该职位医务工作的预期水平］，不然如果有人对他的工作能力产生怀疑，我们一定会展开调查的……我从来没听过任何人抱怨他的举止或行为，不管他是作为一名医生还是一个普通人。”

在他从事全科医学这一年的年末，一个很有声望的皮肤科出现了高级住院医师职位的空缺。他们初步敲定的人选不能就任，这就使得部门人手短缺，急需代理医师。唐纳德填补了这个空缺。

他的新部门有个很奇怪的规矩，就是这个高级住院医师必须和一名会诊医生一起查房，而其他低资历医生不能参与。会诊医生对此进行了如下的解释：

> 我对待低资历医生的方式有点老派。我对他们很诚恳，

我也很大方并乐意提供帮助，但我认为他们应该自己去赢得别人的尊重。我总是喜欢让他们经受一些磨炼，在这个过程中不断地了解他们，看看我应该采取怎样的教学方式，以及他们在哪些方面需要帮助，哪些方面我也无能为力。所以，在头两次的查房中，我会对他们进行观察，看看他们的水平如何……我希望一个星期中有一次只有我们两个人进行［查房］。

所以在度假结束的第一天我出现在病房，第一次和他见面，他做了自我介绍。

第一次查房结束后，会诊医生这样说：

很显然，这个人并不能胜任这份工作。很多人一起进行查房时，他不会被会诊医生挑出来批评，但在只有两个人的情况下他的缺点就会暴露无遗。这是无法改变的。如果太多人一起查房，没人会发现这类问题。这就是症结所在。

皮肤科的另一名会诊医生在讲述自己的门诊经历时，也提到了类似的事情："第一个星期，我让他到我的会诊门诊参与了一些常规的环节。那种场合是一对一的，医生对病人，没有任何学生在场。他坐在我旁边，当让他给病人进行检查或对某个病例发表看法的时候，我发现他知道的东西很少。我所说的不是皮肤科——对此我并不抱期望——而是全科医学。"

不出几周，人们的质疑声越来越大，院方继而询问医学总会。

最终唐纳德由于被查出使用假注册文件而被拘留。

费格森医生

在出示医学学位证书和美国一些机构的推荐信后，英国医学总会接受了费格森的注册，但注册是有限制性条件的。在此之前，他曾是一名护理人员。

在一个老年医学部门，费格森完成了高级住院医师轮转工作的第一个阶段。在这个部门，他成功地没被发现。他在这个部门遇到的所有病人都是已经接受过一定治疗的，他们要么是从其他医院转过来的，要么是由他们自己的全科医师介绍来的。每个人都带着病情记录和已完成的医学评估。

轮转工作的第二个阶段是在异常繁忙的急诊部进行的，在这个部门，给予病人及时的个人诊断是不可避免的。他的行为很快就引起了会诊医生的怀疑，会诊医生是这么说的：

> 他们［急诊室的医生们］都处在最前线。他们接收的可是大街上送来的病人，病情五花八门。你面对的可能是一个只有小伤口的病人……也可能是个心脏骤停的病人，还可能是个身受重伤的病人。当然，如果病情很复杂，他们接收这些病人后可以马上请求更资深的医生给予帮助……由于情况紧急，你必须马上做出决定。而费格森是我见过的最惊慌失措的医生，他几乎一直在出冷汗。你知道，医生很忙，很容易情绪低落，很容易脾气暴躁，这些都是由于拼命工作的缘故。但在他们的脸上你不会看到恐慌，你看到的只会是心力

交瘁、疲倦或失望等。尽管这些会使他们变成坏医生，但他们终归是医生。而费格森只会惊恐万分。

会诊医生同时也意识到了其他一些问题：

> 你知道吗，他甚至不会拼写，连美式写法都不会。我们可以接受一个人把“colour”写成“color”，但当一个人连这个都不会的话，你就会怀疑他是否受过最基本的教育……和费格森在一起的时候，我不知道他说的到底是什么。他会和你谈论“断臂”，通常医生们是不会说“断臂”的，他们会用诸如柯莱斯骨折、贝奈特骨折、史密斯骨折或桡骨骨折、尺骨骨折这些专用名词。他们不仅不会谈论“断臂”，更不会把它写下来。这些事情很奇怪，不得不令人怀疑。正当人们准备说“等你安顿下来再说”或“让他自己看着办吧”的时候，周末就看不到他了。第二天我桌上就堆满了他看过的所有病例。

种种原因使会诊医生对费格森很不放心，于是对他看过的所有病例进行了审查。“一开始我只是怀疑他是个很糟糕的学生，并因此离开美国。他无法适应美国的医疗体系这一点是很肯定的，因为像他那样拼写至少会有十个病人要控告他。然后我就想，或许他在美国有些官司，所以决定在审讯之前逃跑。”

会诊医生对费格森产生了越来越大的怀疑，便开始调查他毕业的学校及推荐信的来源。结果发现学校根本不存在，推荐信是费格森自己写的。但会诊医生同时也承认费格森没有犯严重的医学错误，他的问题主要在于他的举止常常表现出惶恐，还有基本能力的欠缺。会诊医生向我们解释说："如果你像治疗史密斯骨折一样去治疗柯莱斯骨折，这并不是什么错误，这只是疏忽。事实上，他对每个病人都存在大量的疏忽。他并没有犯这样的错误，比如把心脏病当成消化不良来医治——这才是真正的错误。事实上，我认为他没有犯很多错误，只是有很多疏忽而已。"

尽管我们把这个案例视为因医学上的不合格导致身份暴露的案例，但费格森所犯的错误并不是技术上的，更多的应该算是医学规范或行为方式或报告的完备性方面的错误。

由于对费格森的指控还包括过失杀人，案子显得很复杂。他的一个患胸部感染的病人在注射他开的胰岛素后身亡。这是一个毫无争议的医学技能不合格的案例吗？四位参与仲裁的医生给出了不同的答案。其中一位专家确信费格森开的胰岛素导致了病人死亡，对此作为专家之一的费格森的上司表示反对。第三位认为虽然治疗方法不当，但与死亡无关。最后一位专家则相信病人是死于与注射胰岛素无关的败血症。法官表示："尽管这个案件中还存在很多疑点，并且案件还在审理，我仍然认为被告是有罪的。"评审团在这一意见引导下收回了无罪的裁定。

边工作边学习

没有什么比发现你信任的那个人是冒牌货更令人感到可怕的

了，尤其是当你把自己的生命都交给了他时，这种真相的揭发多令人恐惧啊！适时地，大众媒体也带着震惊和恐惧对冒牌医生进行报道，好像每个冒牌医生都是真正的或潜在的杀手。但如果我们更细致地去看待问题的话，就会得到一个新的视角。正如我们前面所说，最值得注意的是，只有一小部分冒牌医生是由于医学上的错误而导致身份暴露的，而且在调查对医学技能不合格的指控时，所揭露出的医学上的不确定性也很明显。

事实证明，医学中存在很多变化和不确定性，因此，即使是很无知的冒充者，也能利用公众的无知和医学专业核心领域存在的意见分歧进入这个行业，并成功地混上一段时间。正如在讨论贝利案例时那位退休医生所说："就总体而言，我们不是特别清楚什么使人生病，什么让人健康，大多数人都是自然而然康复的。这不是值得我们骄傲的事情。"另一位退休的会诊医生认为："大部分治愈的疾病都是自然而然地康复的，而剩下的那些多数足以致命，而且即使有医生的干预也无济于事。医生可能会使病人的生命延长一两个星期甚至一两年，但最终这些疾病是无法战胜的。"

疾病、诊断、治疗和痊愈之间的"不紧密的关系"体现在医生们的论述中。美国社会学家米尔曼（Marcia Millman）在她1976年写的文章中指出，医生们通过声称每个病例都是独一无二的，特殊病例是标准治疗无法解决的云云，来为同行们的失误辩护。1979年，社会学家博斯科（Charles Bosk）在对美国医院进行调查的报告中，提出了一个有趣的结论：由于医学实践中存在大量的不确定性，比起医学技能上的不足，医生道德上的缺陷会受到更严厉的惩罚（尽管美国医疗行业与日俱增的诉讼会使情况有所改变）。近年很多文章对同样的话题进行了讨论。罗森塔尔（Marilyn Rosenthal）在 1995 年发表的采访英国和瑞典医生的报道中，着重探讨了医学中的不明确性和不确定性。她发现医生在谈论他们的工作时不喜欢使用诸如“错误”或“过失”这样的词，他们更倾向使用“可避免的”和“不可避免的”事故这种说法。

最关键的是，即使是经过培训的医生，在最初进入医学行业时，由于专业背景迥异，又几乎都没有什么工作经验，因此对他们刚开始表现出的能力不足，专业护理人员和其他医生不会感到惊奇，而是很乐意提供帮助。老同事们组成的团队会给予支持，忽略小错误，纠正大错误，把新的同事当作学徒而不是全副武装好了的医生。一位会诊医生这样评价护士们：“从事初级工作的新成员［医生］做的事情并不多……大部分的事情都是由护士们完成的……如果她们认为新成员能力不足，就会教他怎样包扎，怎样给疖子开个切口，等等。”

那些支持团队很容易认为，未经训练的医生只是一个新手或者来自不熟悉的医学领域，就像乐队里其他的“小提琴”掩护了一个拙劣的演奏者。有了这些对错误宽容接受的时间和空间，以及广泛的医疗实践，那些称职的冒牌者就能边工作边学习。通过这种经验的积累，冒牌医生就能获得足够的基于经验的能力去蒙骗其他专家。我们对那些目睹过冒牌医生工作的人的采访很好地阐释了这几点。一位整形外科会诊医生在解释为什么能力不足不会使他质疑一个医生的资质时说：“我有 18 年的工作经验，我已经习惯看到那些初来乍到对整形术一无所知的住院医师。当然，他们中有很多人对什么事都是一无所知的。”

同样，贝利以前的一个同事告诉我们说：

> 他［贝利］经常跑到同一部门的其他医生面前说：“我遇到了一个问题，你能帮帮我吗？”他会叫你去看一个病人，说：“你能来看看这个女孩吗？我不大确定到底发生什么事了，所以想和你商量商量。”你就会去看看，然后说：“我想可能是阑尾炎。”他就会马上回答：“我也是那么想的，不过想让你确认一下。”他经常做这样的事。

有人是这样说唐纳德的：

> 他会及时看到那些比他更有经验的医生使用更复杂的治疗方法。在这种时候，他会跑过去问“能让我也试试吗”或“能告诉我你是怎么做的吗”。大多数人听到这些话会觉得受到了恭维，于是很高兴地说：“来吧，我来告诉你应该怎么做。”所以除非他只学习最简单的方法或觉得事情太难而自动放弃，否则他是一定会有所进步的。毕竟，我们的工作大多是靠模仿学来的。我的意思是，相对来说，你在医学院学的知识对你真正参加工作并没有多大帮助。例如当你开始学习麻醉术的时候，你要学习很多你根本不能运用的知识，只有当别人手把手教你直至你能独立完成相关工作的时候，你才算是真正掌握了它。

对同一个案例，另外一名会诊医生解释了她所管理的初级医生们的学习过程："这个过程是循序渐进的。首先，你得给他们做示范，边做边解释，告诉他们为什么要这么做，什么时候不能做，不能怎样做。然后，你站在他们旁边看着他们操作。通常我都会站在门外对他们进行观察，看到他们有一点儿慌张，我就会进去接替。他［唐纳德］学得很快，部分也是由于他的'老师'教得很好。"

"唐纳德医生"自己是这么说的：

> 当真正的住院医师或高级住院医师初次工作的时候，他们做的事实际上非常少。在我成为麻醉师之后，我很惊讶地发现了这一点。你可以让一个18岁的高中生做这个工作，给他一个星期的指导，他可能发挥和那些经过5年训练的住院医师一样的辅助作用。当然，如果你愿意，这只是获得更多知识的过程中的一步。

这些叙述都反映了本书的主题：患者可以成为某种程度上的专家，从而能够和真正的医学专家一起平等地讨论疾病，而不是仅仅简单地接受表面意义的权威建议。值得注意的是，即使经过几年的医学专业培训，初级医生仍然只是个新手。因此，患者不应该把广泛的书本知识和真实的技能相混淆。

由于团队会给予初级医生支持并鼓励他们不断地学习，因医学错误导致身份暴露的冒牌医生只占少数这一事实也就不足为奇。两个由于拙劣的行医技术而被发现的英国案例，是在与经验丰富的医生一对一的苛刻条件下才发生的。即使是在费格森的案例中，他有的也只是些细微的差错。对他来说，最关键的问题不是他所提供的实际治疗有误，而是他不知道在医疗互动中怎样表现，他总是处在一种恐慌状态中，而且他不会使用医学语言。正如揭穿他的那个会诊医生所说，他会在病历上写下“断臂”而不是医学的专用词汇。

虽然冒牌医生可以在很多不同的医学专业领域里生存（比如说也存在冒牌外科医生），但他们承担的风险是不一样的。全科医生一般单独工作，很少和同行交往。全科医生的病人一般都有标准的慢性疾病，病人更需要的，是医生的同情、理解以及引导病人自我诊断的能力（见第三章有关扁桃体的论述），而不是他/她的医学知识。这就解释了为什么冒牌医生时常会受到病人的大力赞扬。[10] 在冒牌医生开始工作的关键头几个月里，由于常规的人员轮班，医院的工作机制为冒牌医生的表现带来了一些隐匿性。这就给那些支持团队帮助冒牌医生学习提供了时间和空间。另外，即使是冒牌医生在与专家一对一的情境中露馅了，他的身份也不一定会暴露。总之，不管干什么活或处在什么环境，冒牌医生在其中待的时间越长，他们和那些有资质的医生之间的差别就越不明显，不管是表面举止还是工作能力。当然，一个经验丰富的冒牌医生几乎肯定会比那些刚从医学院毕业的新手干得更好。

每种职业的从业者能力都有高有低。人们习惯认为，所有的冒牌医生都不如那些有资质的医生，但分析显示，两者存在相当大的交集。在所处行业的顶端，优秀的医生无疑会凸显出来。但在行业底端的，还是那些经过训练但不合格的医生，以及没有多

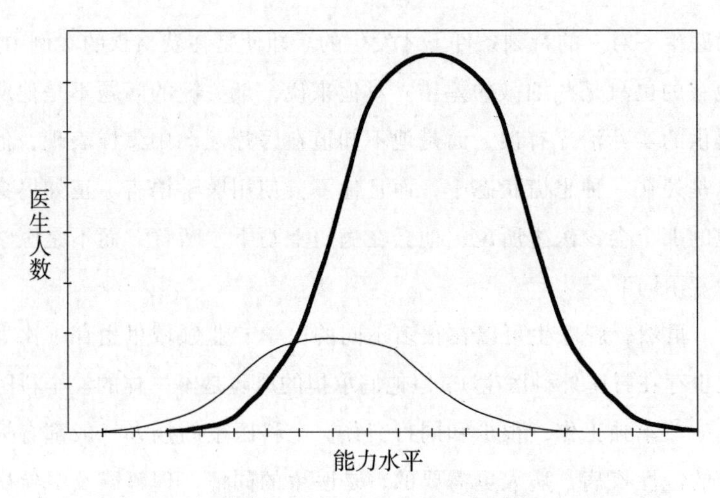

图 3　冒牌医生与训练有素的医生的假设能力对比

少经验的新手。

图 3 显示了刚才所述分析的结果。粗线代表有资质的医生，细线代表的是冒牌医生。当然，为了便于比较，冒牌医生的绝对数量是经过夸大的。这里我们想说明的是，处于中间地带的冒牌医生由于已在工作中学了不少，所以能力胜于处在底端的有资质的医生。而且，在这个中间地带，有很多冒牌医生正以稀松平常的方式从事着医疗工作，他们的身份从未被揭穿。

冒牌医生、个人和集体

现在看来，病人在发现自己的医生是假冒的之后却仍然坚持接受他们的治疗，并不值得大惊小怪。例如，病人或许更希望继续接受像阿特金斯那样的医生的治疗，而不是冒险将自己的生命交给一个陌生的有资质的医生。毕竟，阿特金斯长期以来是个很勤奋的全科医师，站在病床前的他能使病人感到安全，同时他还是当地一位很有口碑的社区成员。如果数十年来他成功地治疗了你的家人，为什么现在需要改变呢?

这给我们出了个难题。总的来说，那些真正想在工作中学习的有经验的冒牌医生都是相当合格的，那么为什么当我们发现他们的身份后会如此吃惊呢? 毕竟，在医学领域谁都会犯错误呀。比较有讽刺性的回答是，这都是医疗专业人员的自我利益导致的，他们不想让太多人进入这个高薪行业。[11] 然而，要想找一个不那么自私的理由，我们得回过头去看看个人和集体之间的冲突。

在一个随机对照试验中，将有资质的医生和冒牌医生在很多方面进行对比，如果图 3 能反映事实真相的话，那么结果就说明了总体上有资质的医生要好于冒牌医生。这意味着只要我们用手上仅有的这些群体统计数据来分析，我们就应该优先考虑选择一个有资质的医生。然而，这种基于人群的平均数据分析并不能解释一些具体的案例。有时，一个经验丰富的冒牌医生会做得和有资质的医生一样好，甚至更好。根据我们的分析，冒牌医生表现得和有资质的医生至少一样好的例子有很多，只有少数情况下冒牌医生会犯一些引起大麻烦的严重的医学错误。

这个论证的逻辑与我们曾在第一章中应用过的相似。在第一章中，我们也是通过随机对照将骨折的治疗方法进行了对比。只有当患者个人的病因链（或医患之间互动）的相关信息缺乏时，才会使用人群平均数据分析。就骨折而言，我们拥有足够的信息，不需要借助人群平均数据；但对于冒牌医生，我们通常没有足够的信息。[12]因此，既然我们只能应用人群平均数据，更愿意选择有资质的医生而不是无资质的医生就是理所当然的。

第二个理由也是围绕着个人—集体这根轴线的。如果大家都认为，不需要医学培训，人人都可以在这个行业工作得很好，那么医学科学为健康做出了很大贡献这一说法就值得推敲了。如果“无需医学培训也能做好工作”这种看法真被人们认可，那么医学终有一天会返回民间郎中的行列。

由此我们可以发现，从短期的个人的角度考虑，会倾向于认为冒牌医生能够提供具有成本效益的种种益处；而从长期的集体的角度考虑，则会认为冒牌医生在总体上不如有资质的医生，而且冒牌医生的存在是与对公共卫生负首要职责的医学科学相冲突的。

真正的问题并不是医学上无资质的人员技能上的欠缺，在医学前线或接近医学前线的领域存在的一些无资质的群体，使得这一结论更有说服力。当遇到重大事故、自然灾害时，或者在战场上，或者出现个人危急情况时（见第六章心肺复苏），受过训练和没受过训练之间的界限变得模糊。另外，由于对那些不具备资质的群体的医学疗效的认可，对“资格”的定义范围变得更宽泛。护士现在被赋予了更多的责任，因为新的“护理人员”范畴认可了哪些工作他们可以去做，尽管他们缺乏全面的医学知识。只要这些群体从职务角度进行细分，他们就能承担越来越多原先医生所承担的责任（就像数十年来护士所做的一样，虽然并没有得到正式认可），而且人们不会对医学行业长远的未来产生怀疑。虽然社会现在已经认可了护理人员，但还未做好准备正式接受那些有经验的冒牌医生，因为我们不允许生活中存在任何形式的欺骗。然而，冷静地想一想，这种原则强调的是对社会所界定的角色保持信任，而不是为了捍卫医疗护理的有效性。

结　语

从对冒牌医生的分析中我们得到了一些结论，有的结论很平常，有的则不是那么显而易见。就先拿平常一些的结论来说吧：冒牌医生这一现象揭示了医学实践中存在大量的不确定性和变数。由于不同国家的医学实践存在很大不同，冒牌医生很容易在工作的培训期的头几个月里侥幸生存。至少他们作为新手时犯的一些错误，可被视为由不同国家的培训程序差异所引起的。在任一国家的医学领域，人们认可的治疗方法也存在很大差异。于是，即使冒牌医生做出了很奇怪的诊治（如“潇洒”洗发水处方），他们的身份还是可以得以维持。

另一个结论不太显而易见，但就我们这里探究的主题而言同等重要。这个结论同样是从冒牌医生早期没有任何经验的职业经历中得出来的：周围团队成员对错误是宽容的，因为他们认为，在进行医学实践时，即使是经历过医学院严苛检验的人都可能显得一无所知。冒牌医生的案例告诉我们，当实际去了解疾病时，书本知识相对来说并不怎么重要。因此，当我们想方设法从书本及其他书面资料中搜集信息去质疑医疗专业人士的时候，该停下来好好思考思考。

最后一个结论肯定了本书的中心论点：要想了解我们对冒牌医生的看法，我们必须谨慎地将冒牌医生对整个社会的影响和对个人及个人治疗的影响区分开来。

第三章

扁桃体
——诊疗及其过程中的不确定因素

许多人第一次或唯一一次接触手术刀，就是在切除扁桃体（和／或腺样体）的时候。扁桃体切除术是各项手术中最早被标准化的，手术的标准化成了 20 世纪初期涌现出的新的流水线式手术的一个特点。当时人们认为，切除扁桃体能减缓咽喉疼痛以及阻止伴随咽喉疼痛发生的感染，有时这些感染甚至可能是致命的。因此，扁桃体切除在整个 20 世纪颇为盛行。

尽管切除扁桃体不能根除咽喉疼痛，但在今天接受此项手术的人依然很多。在英国，平均每年有 8 万人进行扁桃体切除术，其中大多数是儿童。美国现有的国家数据指出，在 1996 年有 28.7 万 15 岁以下儿童切除了扁桃体，其中一些儿童还一并切除了增生的腺样体。

扁桃体切除术没有什么引人注意之处，从而也无多大新闻价值。施行扁桃体切除术而导致小儿死亡偶尔会成为行医不当的诉讼案件，但通常情况下切除扁桃体不会对人的生命造成重大威胁。正因如此，没人期望或等着进行扁桃体移植。似乎扁桃体没有多大的作用。最近在英国，扁桃体（更确切地说是扁桃体切除）重新受到了广泛关注。这是由于每年成千上万被摘除的扁桃体对变异型克罗伊茨费尔特－雅各布病（variant Creutzfeldt-Jakob disease，简称变异型克－雅病，也就是通常人们所说的人类疯牛病）具有很好的指示作用。英国已于2003年建立了国家扁桃体组织档案库，计划收集10万对扁桃体切除术切下的扁桃体。通过检测这些废弃扁桃体中一种被称为朊病毒的异常折叠蛋白质，可以监测这种致命的变异型克-雅病的传播。

儿科医生对扁桃体切除术的有效性看法并不一致，而且争论由来已久。多年以来，医生们对扁桃体切除术的预期效果越来越持怀疑态度。随着抗生素不断更新换代，呼吸道感染能够用更温和的方式治疗和控制。尽管扁桃体切除术在数量上已呈下降趋势，但在美国对儿童进行扁桃体切除依然十分普遍。专家们仍旧继续着关于扁桃体切除术的争论，但争论并未引起更大范围的影响，相比其他医疗干预措施引起的争论尤其如此。以剖宫产为例，剖宫产比例的稳步增长和顺产比例的下降，已使人们重新审视婴儿的出生是否已经受到过度的干预（或为了避免被起诉，或为了照顾医生在手术时间上的方便，而不考虑孕妇本身的孕育进程，这些原因导致了过度的干预）。而对于扁桃体切除术，公众鲜有争议，媒体也缺乏关注，正是这个原因使我们对扁桃体切除术产生了兴趣。在这一章，我们试图考察围绕扁桃体常规诊疗所产生的不确定性。

正如本书导论所述，医学上的不确定性并非什么新鲜事，我们从来都是在缺乏完备知识的情况下做出诊断、判断疾病进程以及制订治疗方案的。现代诊断手段或许对诊断有所助益，但在有些情况下又会产生新的不确定性，基因检测和乳房X射线照相术对乳腺癌的诊断就是比较典型的例子。将这些诊断手段的结果作为采取进一步措施的依据是极不可靠的，因为这些诊断结果只显示乳腺组织有多大概率处于癌变形成过程之中，而不意味着将来一定会发展成乳腺癌。在这种情况下，是应该尽早采取带有一定伤害性的治疗措施还是继续等待呢？姑且不论这种选择的困难程度，容易出错的检查过程本身以及对检查结果的解释，在对个体情况进行预测时都会将这种不确定性放大，假阳性总是不可避免的。竭力推销检测技术的生物技术公司、推动公共卫生立法的游说者、女权主义倡导者以及激进主义患者团体，在采取何种选择的争论中，所处立场各不相同。

再回到扁桃体的话题上来。正如我们将看到的，是否需要切除扁桃体以及切除扁桃体的有效性，同样伴随着不确定性。在这里我们所面对的不确定性是撇除了商业利益、媒体兴趣以及政治等因素影响的不确定性，也就是医生和病人在日常的工作和医疗生活中都会碰到的、由医疗知识和技术局限产生的不确定性。此时我们的眼前只有疼痛的咽喉、幼小的孩童，还有那些喉部长出的奇奇怪怪、有时疼得厉害的隆凸。

我们已把相关材料分成两个部分。首先，我们将对扁桃体切除术进行具体的研究。然后，我们将探讨患者和医生在医学咨询活动中所涉及的专业知识。通过描述不同类型的医学专业知识，我们期望揭示出为什么日常的医学咨询活动会产生不确定的结果。最后，我们将回到扁桃体切除术，看能从中吸取什么教训。

扁桃体有何功能？

扁桃体是一对位于咽喉两侧的小腺体。扁桃体及与其紧密相关的腺样体（位于鼻腔后方的大量微小组织，在正常情况下是看不到的）属于免疫系统。这些肉质的腺体构成了机体抵御感染的早期预警系统的一部分。我们呼吸空气时会将病毒和细菌带入体内，因这些腺体所处位置靠近呼吸道的入口，便容易在早期就发现病毒和细菌。当细菌和病毒与扁桃体及腺样体接触时，免疫系统便被激活，从而产生抗体抵御感染。

扁桃体及腺样体被认为在三岁以下儿童抵御疾病的过程中起重要作用，对于不足六个月的婴儿来说，它们的作用甚至是至关重要的。对于年龄更大的儿童及成年人，扁桃体有何功能则不是很明确。就像飞机配有安全关键系统，我们的身体也有冗余构造。我们身体的其他部分（如在血液中循环的T细胞）也能有效地激活免疫系统，而到了青少年时期，扁桃体周围的腺样体则会自然萎缩。许多人（包括笔者之一）都在儿童时期切除了腺样体或扁桃体（或两者一起切除），也并未显现出不良后果。

有时扁桃体可能会制造麻烦。许多人都曾经历过伤风感冒、咽喉疼痛时扁桃体肿大；有时肿大的扁桃体会让人感到痛苦，扁桃体肿胀并伴有白色斑点，这便是扁桃体炎。有些儿童的扁桃体炎会反复发作，这会导致长期的呼吸和吞咽困难，并造成耳鼻喉及肺部的广泛感染。如果是链球菌感染则尤其危险，因为若不治疗可能导致风湿热等危及生命的疾病。如果扁桃体肿大到影响呼吸的通畅则会变得比较危险，也会对正常的睡眠造成障碍。切除扁桃体意味着减少了一个可能产生疼痛、肿大的器官，也就减少了麻烦。从逻辑上说，这是显而易见的。如果切除肿大、引起痛苦、致病且又没有什么明显生理功能的扁桃体，一些儿童会从中受益。更何况切除扁桃体简便易行，失去扁桃体也不会对身体造成明显的有害影响。

扁桃体切除简史

扁桃体切除最晚始于公元1世纪。著名的古罗马医生塞尔苏斯（Celsus）曾对当时切除扁桃体的技术细节做过描述。早期的手术过程是十分危险和痛苦的，其方法是直接用刀切割，或用一条软线结扎扁桃体以使其缺血坏死，这个过程要持续12小时，在此期间患者痛苦地流着口水，不能吞咽任何东西。直到1832年费城的菲齐克（Philip Physick）医生发明了扁桃体切除器，才使手术的痛苦程度大为降低。菲齐克借鉴了一种当时已有的“悬雍垂切除术”的手术方式，这种手术在17世纪的挪威就被用来切除悬雍垂（悬于咽喉后部的小块组织）。扁桃体切除器用一个带有涂蜡亚麻布的撑开的圆环去支撑固定扁桃体，这样用类似于断头台铡刀的活动刀片，就可以干净利落地将扁桃体切除。现在的大多数扁桃体切除采用剥离式或某种挤切式*切除术。

直到20世纪初，切除扁桃体及腺样体的相关操作才开始被认真对待，手术本身也得到同步发展，扁桃体切除术迅速成为最普通的手术类型。医学史专家曾研究过早期医院里的手术类型。例

---

* 扁桃体切除术的术语“挤切式”（guillotine）源于“断头台”（guillotine）。——译者注

如，在1895年的美国宾夕法尼亚医院（建于1751年，如果不是美国最老的医院也是最老的医院之一），实施频率最高的手术是颈淋巴结清扫术（也就是清除颈部发炎的淋巴腺），共有25例。30年后的1925年，这家医院施行最多的是扁桃体切除术和/或腺样体切除术，共有1 000多例。（这年位列第二的是阑尾切除术，共有234例）。在1893年出版的《外科主治医师索引目录》（*Surgeon General's Index Catalog*）丛书第一辑中，涉及扁桃体手术的内容仅有3页。而到1913年出版第二辑时，涉及扁桃体手术的内容达18页之多。[1]

腺样体切除术的历史更短。哥本哈根的梅耶（Wilhelm Meyer）在19世纪下半叶曾提出，腺样体增生会导致鼻炎及损害听力。手术方式是单行扁桃体切除术或是单行腺样体切除术，还是将两者一并进行，对于这一点一直存在分歧。切除扁桃体对于改善咽喉状况，清除增生腺样体对于解除中耳疾患，都被认为是行之有效的。实际上，施术者通常都愿意将两者一并进行，以避免患者再次住院治疗和麻醉。

为何在19世纪下半叶有如此之多的扁桃体及腺样体被切除？原因在于当时流行的"感染的病灶理论"。19世纪70年代，致病性微生物理论连同一些新技术（如1895年发明的X射线照相技术，它使得医生能够看到人体内部的状况，而在这以前人体内部是无法看见的）[2]，催生了微生物学革命，感染的病灶理论就是此项革命的一部分。如果微生物能导致疾病，那么任何可以藏匿微生物的区域都可能成为疾病之源，引发从关节炎到肾炎等一系列疾病。在那时就有记录说，扁桃体"为微生物的生长提供了理想的场所。这里温暖潮湿，有大量消化液，形成了微生物的‘避风港’，空气流通及流体摩擦均无法把它们带走”（Howell, 60）。

扁桃体切除术施行的增多和建议切除扁桃体的诊断的增多，理所当然是相辅相成的。实际上，随着扁桃体切除术变得越来越普遍，最后简直到了这个器官的存在就意味着切除的地步。一位顶尖的医生曾在20世纪30年代回忆道："几乎所有的儿童都罹患扁桃体疾病，这对他们的生活和健康构成了威胁。"这项诊断基于两方面的指征：生理学上的和病理学上的。生理学方面的指征是指一些可能与扁桃体有关的损害，例如"小儿发音不清"，剧烈耳痛及听力受损，"身体某项机能的缺失导致抵抗力下降，或一些不确定的**身体不适**"。病理学方面的指征是指其他部位受到了感染，或者就是单纯地为了预防其他部位受感染——因为扁桃体还在那里，所以就应该将其切除。也就是说，仅凭医学证据就能表明，切除任何一个儿童的扁桃体都是合理的。

扁桃体切除术施行数量的不断增多本身就极大地促进了医院手术的发展。需要手术治疗的儿童看来比仅需住院治疗的更多。1920年一项针对纽约市儿童的调查表明，10%—20%的儿童扁桃体肿大或呼吸不畅——这是他们的扁桃体需要切除的确切指征。那时，一些医学领域的领军人物就考虑让缺乏经验的医生（如儿科实习医生）来施行手术，以增加手术完成数量。在20世纪早期，没有任何其他手术被认为比扁桃体切除术的示范作用更强、更成功。一位历史学家曾指出，"任何其他的手术都没有产生如此高的满意度"（Howell, 61）。同时值得注意的是，任何其他的手术在带给施术者经济利益方面都比不上扁桃体切除术，它使施术者获益不少。

对群体外科手术的现代研究表明，在预付保险项目没有将扁桃体切除术纳入手术目录的地方，施行此项手术的频率较低。

流行病学之困惑

那么是哪些人的扁桃体被切除了呢？流行病学家注意到令人迷惑不解的倾向：一些特定的儿童群体似乎比别的儿童群体更容易失去扁桃体。“免费校园医疗服务”项目资助了一项关于扁桃体切除术的早期研究，研究20世纪30年代英国所施行的扁桃体切除术。研究者指出：“通过比较1931年不同地区扁桃体切除术在所有手术中所占的比例……发现看似相同的地区却存在惊人的差异。在那年，马盖特的扁桃体切除术比例是拉姆斯盖特的8倍[两个相似的海滨胜地]，恩菲尔德是伍德格林的6倍、芬奇利的4倍[伦敦的三个相似地区]，巴斯是布里斯托尔的5倍[两者相邻]，吉尔福德是赖盖特的4倍[两者靠近]，索尔兹伯里是温切斯特的3倍[两者近邻]。”（转引自Bloor，44）

对患者阶层背景的研究结果同样令人困惑，例如在英国首屈一指的贵族学校伊顿公学，1939年入校的新生中有83%的人已经失去了扁桃体。与其他手术相比，对比结果也同样让人费解。1950年进行的一项研究发现，在加拿大，已行阑尾切除术的儿童数量是即将或已经行扁桃体切除术的儿童的两倍。米勒（Miller）和他的同事在1960年得到了最令人惊奇的结果，他们从纽卡斯尔采集了大量样本，经过研究发现，在已行扁桃体切除术的4岁以下儿童中，做过包皮环切术的人数是未做过包皮环切术的 8 倍。

如何去解释这些令人吃惊的差异呢？确定扁桃体切除术的必要性有个过程，各项研究也开始关注这个过程。二战以前在美国曾做过一项经典研究，其样本是纽约的 1 000 名在校儿童。在这 1 000 名儿童中有 61%已经失去了他们的扁桃体。一组校医对余下 39%的儿童进行了评估，他们建议其中超过 45%的儿童施行扁桃体切除术。这次“落选”的儿童再由第二组医生进行评估，医生们建议其中的 46%施行扁桃体切除术。最后第三组医生对剩下的已经“落选”两次的儿童进行评估，他们建议其中的 44%施行扁桃体切除术。到这时，这 1 000 名儿童中仅 65 名没有施行或被建议施行扁桃体切除术。

对扁桃体及腺样体切除术的案例研究发现，当相同病例再现时检查的结论却并不一定完全一样，这种情况不仅发生在不同的医生之间，同一医生在不同时间得出的结论也不一样。在英国曾做过这么一项研究，将 9 张儿童扁桃体的彩色幻灯片放映给 41 位医生看，这些医生中有耳鼻喉专科医生、儿科医生以及全科医生。医生们并不知道，其中有两张幻灯片被放映了两次。结果发现，这些医生中，对被放映两次的同一张幻灯片能做出相同评价的微乎其微。

微观视野下的医学检查

从以上各类研究可以清楚地看出，对于扁桃体切除术的必要性，不同医生有不同的评价。有一种解释认为，不同医生采用的诊断标准存在较大差异，但这并不符合事实。实际上医生参考的各类指标都是相当标准的，即使不同的权威人士会赋予不同指标以不同的权重。为了找到是什么原因导致不同的医生得出不同的结论，我们先来看一项社会学研究，该研究由英国医学社会学家布卢尔（Michael Bloor）于20世纪70年代完成，详细地探讨了医生在实际工作中如何做出诊断。布卢尔在英国一些医院的耳鼻喉门诊观察了11位专科医生，这些专科医生的水平远远高于普通的家庭医生。典型的情形是，全科医师先凭经验检查一下患儿，如果有必要，再将患儿转到耳鼻喉专科医生那里就诊（通常都在本地医院）。做最终决定的是耳鼻喉专科医生，如果确有必要，施行手术的也是耳鼻喉专科医生。专科医生的任务就是评估每一个病例，并判断扁桃体切除术是否真正是必要的。

在专科医生的心目中这些评估只不过是日常事务罢了，认识到这一点是很重要的。他们日复一日、年复一年地检查咽喉疼痛的儿童。那些儿童通常在一个很有限的病态范围内表现出一些症状。医生熟悉患者主诉的病情，按照熟悉的程序进行检查，得到熟悉的诊断结果，进而采取熟悉的方法进行干预治疗。也就是说，这种诊断不是在巨大压力下做出的，不会涉及生命危险，并且扁桃体切除术也只是个常规手术。上述过程程式化的特点对医生做出决定是非常有帮助的。

布卢尔发现，所有专科医生一开始检查患儿就在寻找扁桃体切除术的三个关键临床体征：（1）颈部淋巴结肿大（可在耳下颈部表面触及）；（2）扁桃体凹陷；（3）咽部包绕扁桃体的腭舌弓表面充血。然而对于哪项或哪些体征对诊断最为关键，不同专科医生却有不同观点。在寻找体征时，一些医生把范围放得比较宽，而另一些医生则把范围限得比较窄。例如，一位医生把上述三项体征中的任何一项均视为扁桃体感染且需切除的证据。还有一位医生唯一的诊断标准是多个颈部淋巴结肿大，或两个颈部淋巴结肿大到在颈部表面已经清晰可见。

医生间更明显的分歧还不在于该寻找哪些临床体征，而在于这些体征与特定患者的病史何者更重要。在这里我们首次遭遇到医学检查中所要面对的复杂情形。弄清患者病史并非一件微不足道的事情，许多诊断和检查主要就是依靠患者病史。本书导论中提到，医学作为一种专业在19世纪末20世纪初取得了重大突破，通过尸检以及运用诸如听诊器等新技术，医生在诊断时能较少地依赖病人自己对疾病的陈述。然而，做出建议施行扁桃体切除术的诊断仍然需要既依靠直接的临床体征，也依靠患者的自我陈述（咽喉疼痛、扁桃体肿大等）。此外，在布卢尔研究的案例中有两种不同的医生——初诊的全科医师和施行手术的外科医生，这两种医生都对体征进行评估。正如我们所看到的，这使问题变得更为复杂。

布卢尔发现，不同的医生在对待患者病史时会采取不同的策略。一位医生认为，三个主要临床体征出现两个就具有诊断意义，这些体征可**单独**被视为需要施行扁桃体切除术的诊断**依据**。换句话说，患者病史无关紧要。这位医生发现，他所遇见的大部分病例可见两个或更多的体征："我想，我所碰到的病人中大概有80%属于这种情况——他们都被建议施行扁桃体切除术。"（Bloor, 48）

如果没有扁桃体感染的明显体征，那么在这位医生看来就无立即手术的必要。

另一位医生却采取了完全相反的策略。他完全不在乎扁桃体和颈部淋巴结检查结果的重要性，在某些情况下（例如有的儿童到了诊所会变得烦躁不安或恐惧）他甚至会打消检查患儿的念头，而仅凭患儿病史（通常都由患儿家长提供）做出诊断。还有一位医生也同样强调咽喉疼痛病史的重要性："我想，几乎每一个病例都应该根据病史而不是检查来下诊断。有人曾说，检查患儿咽喉的唯一目的就是确认扁桃体**依然**还在而之前没有病史！这话有点夸张，但确能说明问题。"（Bloor, 49）

当然，病史不可能不带主观色彩。即使一个关于咽喉疼痛病史的简单陈述，都可能涉及多种主观成分，例如，医生在询问病史时究竟应该搜集多少细节？布卢尔曾经发现，有位医生仅仅满足于向患儿家长证实咽喉疼痛是否让患儿备受折磨：

医生：他的咽喉疼痛是否有点严重？

母亲：是的。

有些医生则还会询问家长症状的持续时间、发病的频率或是否反复发作，例如：

医生：她的咽喉疼痛吗？

母亲：是的。

医生：持续多久了？

母亲：有两年冬天都是这样。

医生：每年要看几次医生？

母亲：三四次。

有些医生还更宽泛地询问与病史相关的症状。在下面的例子中，疾病的严重程度、有无听觉受损症状都被问及。

［一个10岁的小女孩被全科医生转到专科医生处就诊，全科医生提到，该女孩有“反复发作的”咽喉及耳部疼痛的病史，以及扁桃体肿大、“不正常”，是否行扁桃体切除术待定。］

医生：经常感到咽喉疼痛吗？

母亲：最近经常痛。

医生：每次持续多长时间？

母亲：一个星期。

医生：这种情况有几年了？最近两三年吗？

母亲：是的。

医生：每年要发作几次？

母亲：三四次。

医生：每次都要打青霉素吗？

母亲：是的。

医生：耽误了很多课吧？

母亲：是的，相当多。

医生：耳朵有什么毛病没有？

母亲：嗯，这次她耳朵痛。

医生：在冬季她常常犯病吧？

母亲：是的。

医生（检查了一下女孩）：耳朵情况看来还好。几岁了？9岁？

母亲：10岁。

[医生发现小女孩的扁桃体已经感染、腺样体已经肿大、耳鼻未累及。最后，医生把该患儿列入T类和A类（扁桃体切除术及腺样体切除术）名单。]

借助更多的特定信息，一些专科医生能够独立于患者和全科医生的看法而对患者症状有所判断。这样，在搞清疾病的发作频率之后，专科医生就能够做出自己的判断，即使参考了家长的陈述，专科医生的判断与家长自己对疾病的判断也会有实质性的区别。此外，在弄清患儿以前是否使用过抗生素等情况后，专科医生能够再次找到不依赖于家长看法的诊断依据，虽然这样做会使专科医生更加依赖于全科医生对疾病严重程度的早期判断。在一个案例中，布卢尔问专科医生那位就诊的患儿是否得了扁桃体炎，医生回答："我想是的。全科医生以为他只是感冒了，不想为他注射抗生素。"（Bloor, 51）

患儿通常都是作为转诊病人来就诊的，这种情况会导致患儿病史的不同阶段在专科医生那里受重视的程度不一样。对有的专科医生来说，转诊这个事实本身就说明患儿有反复感染的病史，有选择地了解病史以及进行身体检查只是为了进一步确认而已。

有些专科医生则试图从病史中发现更多征兆，而不是关注转诊本身意味着什么。

现在我们可以知道为什么不同的医生会得出不同的结论。这并不是由于某些医生的诊断水平不如别人（尽管确实也存在这种情况），或者医生着眼于不同的体征和症状。医生似乎在理论上对于常见的各类症状以及手术指征的基本看法是一致的，但每个医生习惯使用的具体方法存在较大差别。有一系列症状被公认为切除扁桃体的指征，而专科医生在日常诊疗中，对这些症状的解释方式各有不同。

最后，在诊疗过程中还有一个使问题变得复杂的因素——专科医生面对的是儿童。正如在上述例子中看到的，似乎医生通常宁愿相信患儿家长对病情的描述，如症状如何、症状何时出现、疾病的发展过程如何、做了哪些治疗等。这会使问题更为复杂化，因为这要求家长对患儿症状的观察和描述必须准确可靠。当然，成年患者的主观心理状态也不可能一目了然，医生必须综合患者的叙述和自己的观察。例如，某位患者说“这简直痛得要命”，通过观察患者在诊室就座时眉头紧蹙的表现，医生可以核实患者所说内容。儿童的词汇量小，语言能力未发展完善，很难确切表达自己的真实想法，在接诊儿童时，根据别人的叙述和自己观察所得的信息进行推论，是一种技巧性更强的方法。例如，笔者之一有个 4 岁的女儿曾诉苦说她腿痛，却说不出疼痛到底位于何处。儿科医生检查时，让她在诊室里以不同的姿势行走。这种富有技巧的方法可以让她的腿“说出”疼痛的确切位置。

布卢尔发现，患儿的年龄对于医生采取何种治疗方法至关重要。有位医生对于家长的叙述，往往只关心患儿疾病发作的严重程度和持续时间，但是对于很小的孩子，他或许会向家长询问更多的具体问题。另外一些医生在面对很小的孩子时，会试图评估感染对患儿整体健康状况的影响。也就是说，正如每个医生所认为的那样，相同症状和体征出现在不同年龄的患儿身上，所代表的临床意义会有不同。关于哪些才算“更小的患儿”，意见也并不一致。有两位专科医生对两三岁的患儿运用特别的治疗方法。另一位专科医生对 7 岁以下的患儿采用特别的诊断标准。有位专科医生针对不同年龄患儿的方案最为详细，他按年龄将患儿分为三组：一组为 3 岁及 3 岁以下的患儿，对于他们，允许施行手术的标准最严格；一组为 4—6 岁的患儿，允许施行手术的标准次之；一组为 7 岁及以上的患儿，允许施行手术的标准最宽松。

我们应该再次强调，此项研究中的所有专科医生在身体检查方面都十分优秀，经验丰富。他们在相同问题上看法不同，并不能归因于所受的训练不同。实际上，他们对于相关的诊断标准的意见是一致的。看来，诊断的不确定性存在于医学诊断的具体过程之中。

为“诊断”做诊断

要弄清为什么在医学检查和诊断中存在如此之多的不确定性，我们需要暂时将扁桃体的相关话题搁置一旁，先从专业技能和知识的方面考察一下就诊过程。所有诊断都涉及衡量临床信息和患者病史，病史可由患者本人提供，也可由别人如患者家长、转诊的全科医生提供。做出最终诊断需要依靠医生的各种专业技能和知识。

从患者方面来看，我们首先遇到的问题，便是患者在认知、归类、诊断自己的症状方面的技巧和专业知识。一般情况下，患者都是在进行自我诊断之后才去就诊的。自我诊断涉及一些基本的观察和记忆的能力。一些人比别人更善于观察和监测自己身体在较长时期内健康状况的变化。从观察到自我诊断这种技能中，有一方面就是知道自己什么时候身体开始不对劲、什么时候症状开始加重。儿童应该学会这种技能，作为一个合格的家长也应该学会观察那些表明孩子真的病了的微小异样（教给你的孩子这些知识，使他们学会如何去做）。个体的病史、变化性以及许多非特异性的症状（如平时生活中常见的胃部不适、头痛等身体各处的轻微疼痛），常常会使患者的自我诊断变得更加复杂。熟悉自己的病史和变化性，知道什么时候身体出了毛病，这似乎是患者能够做出一个令人满意的自我诊断的关键所在。

自我诊断能力的一个要点，就是要判断自己的症状是疾病的真实反映还是包含了心身因素。当然两者间的区别并不总是非常清晰，而且，即使症状存在心身因素，病情仍然值得警惕。假设我今天感觉不太舒服，并伴有肌肉隐痛，如果我每天都有这种轻微的感觉，就会对肌肉隐痛习以为常。相反，如果疼痛比较明显以致我为此而消沉，消沉反过来又会使我感觉疼痛更加明显。正如我们在第一章中指出的，对医学来说心身交互影响就意味着广泛的不确定性，然而特别的是，患者熟知自己的心境及情绪的起伏，也因此能为医生提供诊断必需却相对无法那么直接获取的信息。这里还潜藏着一个危险：患者可能错误地认为，这种心身交互作用引起的症状是新疾病的可疑表现（我们将在第五章的雅皮士流感中进一步详细地讨论这个问题）。患者会熟练地监控自己的症状，看它们是否和某种疾病相契合、是否属于某类疾病。当然，疾病的类别只能由详细的医学科学如流行病学研究加以确立，个别患者在其中是不起决定作用的。患者能在多大程度上超越自我诊断阶段而成为一名医学科学家（假设可能的话），这个问题留待第五章再行讨论。

最后值得一提的是，自我诊断是一个过程，在这个过程中要用到许多解释技巧，这些技巧也是医生在诊断时要用到的。例如，自我诊断可能涉及观察并解释从医学仪器输出的结果。患者越来越多地将各种仪器显示的结果纳入自我诊断之中——不论是老式的体温计、血压计、血糖仪、心脏监护仪，还是最大呼气流量计。医疗技术不再仅限于专业人士，患者正重新获得他们曾经失去的一些权力。患者不得不像医生那样，将仪器上的数据转换成客观的、可理解的形式，并且监测实施于自己身体上的各种干预措施（从药物到起搏器）的效果。各种症状必须经过观察、整理、归类，然后在一定的疾病范围内进行解释。患者还会变得善于鉴别他们所患疾病的诱发因素，尤其对于一些慢性疾病更是如此，如哮喘患者久病成医，学会了应避免接触哪些过敏原。患者能否做出合格的自我诊断取决于很多因素，包括患者自己的观察能力、所受的训练（医生、护士、健康随访人员会教患者在家中如何使用医疗设备，以及如何实施一些干预措施），以及患者接触医学知识和实践的情况（如果有机会接触医学书籍、自助手册和互联网，将产生显著差异）。

个人自我诊断的能力可能会因文化差异而有所不同。例如，在英国，国民健康服务制度下，患者选择医生的余地不大且普遍信赖医生，英国人（包括受教育程度比较高的）的医学常识水平比美国人要低。而在美国，人们选择医生更为自由，并且患者看起来十分熟悉医学常识，能用丰富的医学术语描述他们的各种不适和治疗过程。英美间的医疗文化差异之大令我们感到震惊。

如果某位医生自己患病，那么他/她理所当然很善于做自我诊断；如果某人因相同症状已就医几十次，他做自我诊断的能力肯定会比头一次看病的人强；经常看健康节目的人做自我诊断也肯定会比经常看娱乐节目的人在行。不论是量体温、测血糖、注射还是了解自己的病程，我们都可以通过积累而变得更加熟练。从多种意义上说，患者会很快成为自己所患疾病方面的“专家”，但这种因长期经验而获得的“局部的”专业知识，不应该与通常意义下“普遍的”医学专业知识相混淆。

在很多情况下，使用“自我诊断”一词是很不恰当的。因为自我诊断常常要集思广益，与他人共享普及的医学专业知识。这在老人和儿童身上表现得尤为明显，因为他们要依靠别人的帮助才能对自己的症状有所认知。我们中的大多数人也需要与家人、朋友、同事讨论自己的症状，看“是不是得了什么病”。互联网、网上聊天室、电子邮件讨论组为我们提供了更多的共享资源，对于罕见病和新疾病，这些资源所起的作用尤为明显。

当我们就诊时，自我诊断的技能必须由另外一种形式的专业技能来补充，医生也参与到这个过程中。这便是将你的自我诊断、症状、病史加以**转换**，以使其能够作为医生诊断依据的能力，关键因素是医生与患者的沟通能力。医学社会学家曾经深入地研究过医患间的沟通，这是一个极其复杂的过程，它涉及角色扮演、语言技巧、阶层背景，以及营造感同身受、同情及和睦氛围的能力（这通常被称为临床态度，即医生对待病人的态度），甚至一些细微的因素如在医学检查中体位如何摆放、医患间的眼神交流，等等。

将这种沟通视为一种医患共同掌控的专业技能牵涉到了一些新问题。例如，作为患者，你是选择说出你自己对症状的分析，还是仅作描述，或两者兼而有之？你怎样对待“观察渗透理论”*——你是将皮疹形容为皮疹还是猩红热（发热期间皮肤发红、有过敏性皮疹），你是自己说出你发现了草莓舌还是留给医生去发现？一旦你在心里先有了一个自我诊断，你就知道要寻找些什么来进一步证实自己的判断，那么你对所谓“客观”的检查就已经带有主观色彩了。另一方面，如果你确信自己得了什么病（当然你可能会弄错），你的目的或许就是为了确认得了那种病——也就是说，试图尽可能快地让医生同意你的观点，带着“正确的”诊断结果和处方从医生那里离开。怎样以一种具有说服力的方式来描述并展示症状，以引起医生的注意呢？我们都曾经历过那种奇怪的、具有相反作用的心身效应，如就诊时产生的应激反应会使

---

* the theory-ladenness of observations，一个哲学命题，指观察过程不可避免地受到观察者原有的理论、知识和经验的影响。——译者注

你感觉症状有所缓解（这种效应在其他一些领域如教学、表演、电视访谈中更为普遍，即在众目睽睽之下人控制自己身体的能力比平时强。例如，在舞台上，演员很少会出现打喷嚏、放屁或控制不住其他身体排泄物的情况）。记性的好坏、用语技巧的高下、以幽默的方式与人沟通的能力的强弱，都能影响到结果。还有一些间接的相互作用对结果也有影响：经过日积月累，医生能识别和适应患者恰当表述症状的能力的欠缺，如果你应激过度（用语夸张、过于做作）则可能适得其反，降低自己的可信度。医学诊断不可能不受上述因素影响，当然通过训练，医生可以减少这些因素的不利影响，但采集病史不是一个单向过程，它需要医患双方共同参与才能完成。医生也必须在诱导患者叙述病情方面显示出一定的人际交往能力，医生的专业技能之一，便是评估患者所述内容的真实性、前后一致性和合理性。就像我们在扁桃体切除术的例子中所看到的，一些不相关联的线索，如患者经全科医生转诊、所服药物等，都是可利用的信息，都可以用以评估患者所述内容。[3]

结语：诊断不确定性谱

最终，患者就诊后医生都要做出诊断或给出建议。扁桃体切除术的例子告诉我们，医生为什么会对相同的体征做出不同的诊断。如果所有相关的专业知识都是标准化的，那么我们应该可以期望得到更统一的结果。不幸的是，实际情况并非如此。或许，最标准化的专业知识来源于医学专业的教育与培训，医生的培养方式都是类似的（虽然培养模式可能会因学校、国家不同而有差异，例如，如果要探查心脏微小的病理改变，英国医生受到的训练是使用听诊器，但在美国却不是）。这些基本医学素养训练的重要性，在扁桃体切除术的例子中体现得相当明显——所有的英国医生对于扁桃体切除术的手术指征都不存在分歧。然而，即使医生所受的训练完全相同，他们每个人也会有不同的个人经验。更为关键的是，比如在扁桃体切除术这样的例子中，如果病程较长，对病情的评估则常常主要依靠患者提供的信息，而患者没有受过正规训练，他们自我监测和自我诊断的能力差异很大。

诊断的不确定性不仅存在于相同疾病的个案之间，也存在于不同的疾病之间。现在我们可以从个体与集体的关系方面阐明，应该怎样看待诊断的不确定性。就个体诊断而言，对许多疾病的理解已有了很高的确信度（虽然具体诊断情况会因人而异）。我们在第一章提到的“肢体骨折”是个比较典型的例子，其病因非常明确，如果还要运用随机对照试验对病因进行统计分析那将是十分可笑的。而诊断是否需要做扁桃体切除术，则位于诊断不确定性谱的另一端。做这种诊断所用到的统计分析，更有点像弄清饮食是否与心脏病和癌症存在一定的相关性。我们真正想要的是统计学上的支持，比如流行病学研究所提供的那种。当然，扁桃体切除术不是心脏病或癌症那样的疾病，扁桃体切除术涉及一个过程，因而更应该说是一种治疗。在本章前面部分我们提到，流行病学资料显示了扁桃体切除术在多大程度上与教育、包皮环切、国籍等表面看来并无瓜葛的社会文化差异相关联。这些社会文化因素间接地影响了对扁桃体切除术有效性的评价。有一个更直接的统计学方法来评价扁桃体切除术的有效性，那就是运用随机对照试验，即对一群患病儿童施行扁桃体切除术，然后与没有采取任何干预措施的对照组进行对比（很难想象这项试验能够被严格地实施，因为不可能给对照组中如此多的人群都施行作为安慰疗法的假手术）。即使这些试验数据不能直接告诉我们扁桃体切除术对于某个个案是否有效（因为有可能某些人在切除扁桃体后感觉比以前好，而其原因根本与扁桃体切除没有关系），但可以从整体上判别扁桃体切除术是否有效。实际上，最近一些年在匹兹堡就进行过类似的试验。有项研究以严重咽喉疼痛反复发作的儿童为受试者（这些儿童的症状比扁桃体切除术的标准指征更为严重），研究结果显示，即使对照组中的儿童也常表示感觉比以前好，但在减少咽喉疼痛反复发作方面，扁桃体切除术确实有明显效果。其后续研究（发表于 2002 年）的受试者症状稍轻（但仍比扁桃体切除术的标准指征要严重），结果发现，扁桃体切除术仅为受试者带来一些边际效益。正如研究者所下的结论："扁桃体切除术及腺样体切除术给扁桃体中度感染并伴有反复咽喉疼痛的儿童带来的好处，不足以证明扁桃体切除术固有风险较小、并发症发生较少和手术费用合理。"[4] 如果我们接受这项研究结果，那么对于反复发作但不太严重的咽喉疼痛，则不需要做扁桃体切除术及腺样体切除术。[5]

医学中的不确定性是普遍存在的，但知道你自己处在不确定性谱的什么位置非常关键。不确定性包括从在个体层面上已被充分掌握的治疗措施（如肢体骨折修复），到不确定性更大的治疗措施（对于这些治疗措施我们只有统计数据，如大多数肿瘤切除）。

对于肢体骨折，很少有人去寻找非常规治疗措施（除非损伤情况非常复杂，需要进行复杂的手术），但如果你曾因乳腺癌就诊过，你最好再问问其他医生的意见。令人惊奇的是，我们都倾向于认为扁桃体切除术与肢体骨折修复处于不确定性谱的同一端。例如，我们通常不会对扁桃体切除术寻求其他医生的意见。但是，或许"扁桃体切除术是个常规手术，费用很低，也很安全"都只是假象。人们以为扁桃体切除术就是小事一桩，但是实际上它也可以是大事一件，尤其当某些方面出了差错时，偶尔会酿成大祸（大出血就是最大的问题）。另外，任何需要麻醉的手术都有潜在风险，扁桃体切除术也不例外。麻醉不良反应的致死率大约是1/14 000（未区分年龄）。因扁桃体切除手术本身而致死的案例是极少的，但确实时有发生。可惜，到目前为止，还没有以大量患者为基础的扁桃体切除术死亡率的精确数据。自1970年起，此手术的死亡率据说在1/1 000到1/27 000之间。[6]虽然扁桃体切除术导致死亡的风险看起来很小，但在某种程度上大约与婴儿猝死综合征差不多。婴儿猝死综合征吸引了媒体的广泛关注和大量研究资金，其突然性和不可预见性无疑扮演了重要角色，这样失去一个婴儿肯定是我们所能经历的最残酷、最具毁灭性的事件之一。与此同时，人们对扁桃体切除术致死的事件淡然处之，不会因这种常规手术导致死亡而产生激烈的反应。就如同车祸致死并不鲜见——在美国每天大约有115人死于车祸，但是我们更关心飞机失事、恐怖袭击和疫苗接种事故。我们期望通过本章提醒大家，正是这些看起来再平常不过的不确定性和死亡，经常被我们忽视了。

第四章

替代医学
——以维生素 C 和癌症为例

一辆现代化空调旅游大巴将要离开位于匈牙利巴拉顿湖区蒂豪尼村的环境研究所会议中心，车上坐着笔者平奇和其他来参加为期四天的“诠释学与科学”国际会议的代表，他们即将返回布达佩斯去搭乘各自的国际航班。突然车内发生了一点小骚动，一位年轻的匈牙利女士和一位日本与会者的妻子走下汽车，那位匈牙利女士是会议的组织者之一，曾在会议上递交了一篇关于数学哲学的论文。她要了一只打火机，那位日本女士则把一些镶嵌在小金属片上的短薰香条贴在她的脖子和手上。薰香条点燃了又熄灭了。平奇走下车去看她们究竟在做什么。

她们做的是日式的替代医学治疗。由于那位匈牙利女士感到头痛，日本女士就提出用自己的便携式针灸组合工具为她治疗（见图4）。平奇对此很好奇，他问那位匈牙利女士为什么不直接服用阿司匹林，她说自己想“尝试一下不同的事物”。后来，平奇又给她发电子邮件，询问那种疗法是否有效，回答是起过“一段时间”的作用。

上面提到的治疗方法，虽然效果不确定，但它的存在一点也不稀奇。如今，随着国际交往的频繁，全球化程度的加深，对于医疗保健，人们有了越来越多的选择，以前罕见的异域的替代疗

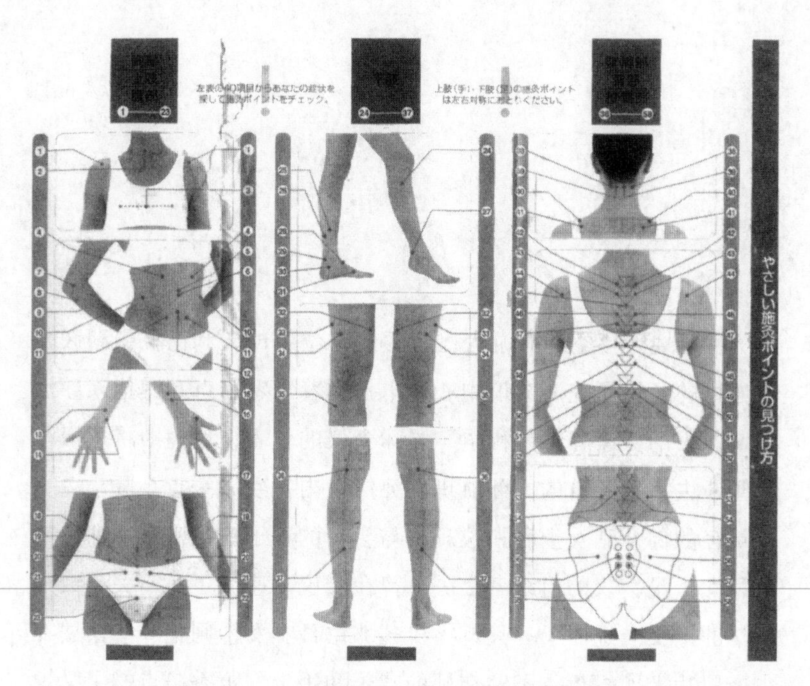

图 4　日本便携式针灸组合工具说明书

法（有时被称为补充医学），现在变得近在咫尺。世界上有很多种替代疗法，如整骨术、针灸、芳香疗法、亚历山大技术、顺势疗法、泰式按摩、日式指压按摩疗法、虹膜学、脊柱按摩疗法、草药疗法、冥想、整体反射疗法、人体运动学、催眠术以及各种维生素疗法等。这些疗法在很多方面与标准医学的疗法相似，比如，这些疗法需要的药物可以在药店非处方柜台或保健食品商店购买，或通过互联网获得。去各地的保健食品商店看看，你就会发现一系列令人眼花缭乱的药物，从治疗抑郁症的圣 · 约翰草到顺势疗法药丸。用标准的科学眼光看，这些药物中所有的活性成分都已被稀释殆尽。

当然，“民间及江湖郎中疗法”一直以来就是卫生事业的组成部分。确实，对于很多受病魔困扰的人来说，这些疗法曾是他们所知道的仅有方法（在世界上很多地方这种情况依然存在）。如今，一些民间疗法仍然很受欢迎，但已被拉到正统医学的庇护伞下。最早得到诊断的一种疾病是被称为痛风的慢性关节炎（这种疾病至少在古希腊时代就被人们所认识）。从秋水仙中提取的秋水仙素，几个世纪以来一直被当作少数几种治疗痛风的药物中的一种，现在仍然是痛风患者的首选药物（有意思的是，这种药物的作用现在仍不能完全被现代医学科学所解释）。现代医学科学的崛起无法阻挡，至 20 世纪中叶，民间疗法和药物作为“替代医学”被置于边缘地位。

替代医学近年所取得的巨大发展，似乎是 20 世纪 60 年代反主流文化运动的副产品，这场运动关注东方宗教（把身体看作一个整体，把世界也看作一个整体），怀疑资本主义及其产物。在 20 世纪 60 年代之前的美国，替代医学常常和右翼联系在一起。的确，在 30 年代，美国很多著名的替代医学行医者都是反犹太的右翼分子，[1] 这些人因指责美国医学协会（American Medical Association）受到了共产主义者和犹太人的操纵而备受抨击。英国在 1948 年建立国民保健制度时，替代医学的规模已经大大缩小，医学史学家波特（Roy Porter）认为，当时只剩下“一小部分处在边缘的草药医生、巫师、信仰疗法师和招魂师”（Porter, *Greatest Benefit*, 688）。但是，据波特记载，到了 1981 年，英国替代疗法行医者的人数（30 373 名）多于全科医师（30 180 名）。在美国，替代医学行医者数量的增长似乎发生得要晚一些，但是1999 年斯坦福疾病预防研究中心（Standford Center for Research in Disease Prevention）的报告显示，接受问卷调查的受访者中，有 69% 的人接受过某种形式的替代医学疗法。根据美国医学协会统计，在 1990 年至 1997 年间，接受替代疗法行医者治疗的总人次增加了 47%。美国的替代医学展示会不仅经常吸引着新时代的狂热分子，而且吸引着反政府武装组织的成员。在这些活动中，可以很惊奇地看到右翼分子和自由主义者站在同一战线上。在来自国会（包括一些颇有影响力的共和党和民主党议员）的压力下，美国国家卫生研究院（National Institutes of Health）成立了替代医学办公室（Office of Alternative Medicine），1998 年更名为美国国家补充医学与替代医学研究中心（National Center for Complementary and Alternative Medicine）。美国国家补充医学与替代医学研究中心每年有 9 000 万美元的预算，该中心鼓励研究人员对被主流医学忽视的非正统治疗方法进行评估，包括蜂花粉补充疗法、电气化学电流法、代祷法和非正统的癌症疗法。

一直以来，像美国医学协会及其姐妹组织英国医学协会（British Medical Association）这样的主流医学机构，都是反对替代医学的。在英国，直到 20 世纪 80 年代末期，英国医学协会的医学伦理学手册中还威胁说，与整骨治疗师及类似治疗人员有牵扯的医生将受到处分。但是，到了 20 世纪 90 年代，英国医学协会采取了一种温和的立场，部分原因是受到协会主席威尔士亲王（英国王室长期以来是顺势疗法的支持者）的敦促。的确，现在英国国民保健制度许可了很多补充疗法（尽管全科医师仍然控制着临床医学）：1998 年间，每 5 位全科医师中就有 2 位曾把病人转给从事替代医学的大夫。在其他一些欧洲国家，如荷兰和法国，替代医学的发展也很迅速。1990 年，美国人去基础护理医师处就诊的次数是 3.88 亿，而去非正统的治疗师处就诊的次数达到了 4.25 亿。

病人的需求在不断增长。对那些绝症患者来说，正统医学作用有限，因此他们到处去寻求减轻痛苦的方法。而一些顽固的慢性疾病（如哮喘）和低度不适（如背痛），也为替代医学从业者提供了生存土壤。在面对并不致命、但仍然令人痛苦和使人虚弱的疾病时，求助于“江湖郎中”可能带来的好处常常超过其风险。在正统医学只能做到缓解症状而不能够彻底治愈疾病时，为什么不试一试替代疗法呢？

毫无疑问，像笔者一样，很多读者也尝试过草药疗法、按摩疗法、顺势疗法和针灸等诸如此类的治疗方法。这些替代疗法现在常常包含在医疗保险政策中。在一些国家（如瑞士）的医疗环境中，人们常常不仅咨询“普通”医生，而且咨询顺势疗法的医生。患者之间互通信息——“城里最好的按摩医师”是谁，或者“使我的背部病痛恶化的家伙”叫什么，以及纽约市里“治好我儿子皮肤病”的中医的名字，等等。但是，替代医学到底能发挥多大的作用呢？

评价任何一种医学干预是否成功，都是一件极端困难的事情。正如我们将要在第六章的心肺复苏术案例中看到的，即使是广为使用的正统医学技术，它的成功性也很难评价。评价基于完全不同的宇宙观和实践的技术，更是难上加难。而且，替代疗法的行医者经常拒绝正统医学对疾病做出的还原主义式的分类。例如，美国最大的印第安部落纳瓦霍人有一种称为“夜行”（night way）的治疗仪式，用于治疗那些我们视为头部疾病的各种问题，包括头痛、视力不佳以及做噩梦等。替代疗法有时可能包括能为正统医学接纳的元素（如“夜行”中所出的“汗”），但传统的统计学概念也许不适用于把人体看作整体的疗法，而适用于症状定义明确的疗法。另外，在替代医学诊所里，关于病人病情的记录资料常常不完整，这也增加了评价这种疗法的难度。

在评估绝大多数医学干预的观点时，科学上最为严谨的方法是随机临床试验法，这在很多国家是法定的评估方法。基于上面提到的原因，随机临床试验法几乎从未被应用于替代医学。这个问题由斯蒂芬·斯特劳斯（Stephen Straus）博士开始着手研究，他在2000年被任命为美国国家补充医学与替代医学研究中心的主任。斯特劳斯称，他计划把“在传统医学定性研究中使用的设计方案”运用到替代医学中去，包括使用随机双盲试验法。“由于目的是获得对替代医学的认可，”他说，“非常重要的一点是使医生、科学家和药理学家们确信……研究进行得非常顺利并得到了非常明确的结果。”（转引自Juhnke, 152）在这一章中，我们将集中讨论的，正是以这种认真而彻底的方式进行替代疗法评估的一个案例，即对“大剂量的维生素C能够治愈癌症”进行评估的案例。

鲍林和维生素C治疗癌症的争论

如果提出“大剂量的维生素C（抗坏血酸）可以治疗癌症”

这一观点的人不是莱纳斯·鲍林（Linus Pauling），我们很可能永远也不会听到这种说法。鲍林是世界上最著名的科学家之一，他于1994年去世，曾因化学键本质的基础研究而获得1954年诺贝尔化学奖，并因投身反战运动获得1962年的诺贝尔和平奖。鲍林一生中有很多发现，但众所周知的是他在寻找DNA结构的竞赛中败给了沃森（Watson）和克里克（Crick）。1970年，鲍林对维生素C的倡导被认为是他作为一名科学家开始没落的标志，但这事对他的损害还不止于此。鲍林在这个领域的工作继续遵循还原主义信条和分子生物学的实验方法，但具有讽刺意味的是，他认为维生素C具有治疗功效的看法，却多少带有备受整体医学谴责的“医学魔弹”的味道。

鲍林对维生素C的支持可以追溯到他本人受到广泛称赞的一个早期发现，即一种被称为镰状细胞贫血的遗传病是由遗传分子的缺陷引起的。他据此推论，所有的人都患有一种叫作低抗坏血酸症或维生素C缺乏症的遗传病。他认为，在进化的某个阶段，人类一定是由于DNA突变而失去了合成这种必要的营养物质的能力。1968年，鲍林概括了对这种疾病及其成因的激进观点，提出一种新的医学分支学科，他称之为“正分子”（orthomolecular，字面意思为正确的分子）医学。他把这个学科定义为“通过调整通常存在于人体中的分子的浓度来实现和保持良好的健康状态，并且预防和治疗疾病。重要的矫正分子物质是维生素，特别是维生素C”（转引自Richards，37）。

毫无疑问，这种非医学人士闯入医学领域的做法在医学界引起了巨大的轰动。精神科医生、内科医生和营养学家对鲍林的思想进行了攻击，他们认为这种观点是不科学的，没有根据的。鲍林不得不为自己辩护，但他甚至不能使斯坦福大学医学院的同事对他这个新医学领域的研究计划感兴趣。1973 年，他辞职离开斯坦福大学，创建了自己的独立机构进行正分子研究。边缘科学社会学表明，当科学家们在正统科学内部失去资源支持时，他们会变得越来越边缘化。[2] 鲍林很快发现，自己已经不能从美国国家科学基金会和美国国家卫生研究院这样正统的研究经费来源机构获得大量研究资金，于是不得不向那些他曾经耻于为伍的整体论者和替代医学团体求助。难怪批评者把这一点作为鲍林实际上是一个夸夸其谈的整体论者和替代医学热衷者的证据。

鲍林起初把维生素 C 作为治疗感冒的有效方法。他在 1970 年的著作《维生素 C 与感冒》（*Vitamin C and the Common Cold*）中顺便提了提维生素 C 可能会预防或治疗癌症［这种看法是由维生素 C 的热衷者、工业化学家斯通（Irwin Stone）向他提供的］。当时，尼克松总统发起的著名的“与癌症作斗争”运动刚刚开始，癌症已成为美国最主要的公共健康问题，是导致死亡的第二大原因（心脏病排在第一位），癌症病例每年新增一百多万例，每 5 名死者中就有 1 名是死于癌症的。

卡梅伦医生

关于维生素 C 和癌症的研究，实际上是由鲍林的合作者，一位苏格兰外科医生卡梅伦（Ewan Cameron）进行的。卡梅伦在他

1966 年颇受欢迎的书《透明质酸酶与癌症》中提出了一种新的癌症治疗方法，此法以控制癌细胞的入侵性为基础，而不是以毁掉癌细胞本身为目标。卡梅伦指出，癌细胞释放出一种叫作透明质酸酶的酶，这种酶改变了“基质”。“基质”是像果冻一样的东西，所有细胞都分布在其中。恶性细胞能够在基质中扩散、渗透，侵入周围的组织。他认为，健康细胞通过一种生理性透明质酸酶抑制剂来阻止这种侵入。恶性细胞及其后代不断产生透明质酸酶，这种酶数量过多时会压制起平衡作用的生理性透明质酸酶抑制剂。卡梅伦能够以他的生理性透明质酸酶抑制剂理论解释肿瘤发展过程中的很多特征。并且，如果生理性透明质酸酶抑制剂能够被确认的话，就可以在治疗中用于控制肿瘤恶化。

卡梅伦的长期目标是说服一家大型制药公司分离并鉴定生理性透明质酸酶抑制剂这种物质，并使其能够用于临床研究。随着抗癌斗争推动力的增加，美国研究人员对卡梅伦的新方法产生了兴趣。他本人也开始用“激素鸡尾酒疗法”治疗终末期癌症患者，即在一位美国研究者（不是鲍林）的建议下，大大增加维生素 C 的剂量，希望那些药物能使患者体内的基质对恶性细胞的侵入具有更强的抵抗力，从而帮助控制癌症病情的发展。卡梅伦在 1971 年首次写信给鲍林，告诉他初步的研究结果，并把这些结果描述为“的确非常令人鼓舞”（Richards，77）。他认为，维生素 C 产生了如此不同凡响的效果，以至于“我完全忽视了激素，并正在努力设计一个仅仅使用抗坏血酸进行治疗的可行计划”（Richards，77—78）。卡梅伦甚至想搞清楚生理性透明质酸酶抑制剂是否包含抗坏血酸分子。如果包含的话，只要提供充足的抗坏血酸，身体自身就能够合成生理性透明质酸酶抑制剂。

卡梅伦对自己的理论和初期结果充满信心，他对鲍林说："我们很快就能够治愈癌症"（Richards，79）。他知道自己的方法是有争议的，因为他的观点事实上意味着治愈癌症的方法多年以来就摆在专家们的眼皮底下，在那些街角药店和各地保健食品商店里。最后，他打算在英国医学杂志《柳叶刀》上发表自己的研究成果，同时请鲍林帮助宣传这个理论，并为这个理论"提供合理的科学基础"。此时，鲍林仍然在斯坦福大学工作，并且正努力使他的同事对将维生素C用于癌症治疗的测试感兴趣，他对卡梅伦已经取得的成果感到很兴奋，并对这种新疗法的成功留下了深刻印象。

利文谷医院的研究

那时，卡梅伦只有11名患者在7个星期里的病情数据。在连续5—7天里，他先是给这些患者静脉注射5克维生素C，然后改为每天口服2克。一旦发现病人能够承受这个剂量，他就将每天的注射剂量增至10克，持续一周或更久，然后改为每天口服8克。卡梅伦希望这些大剂量的维生素C达到什么效果呢？他反复强调说，他并不奢望能够治愈癌症，而是要控制其发展。换言之，癌细胞将会被制服，其扩散被阻止，但癌细胞本身不会被杀死。这样，即使治疗取得成功，恶性肿瘤仍然存在于体内，但值得期望的是恶性肿瘤的扩大、增加将受到控制。先前存在的肿瘤将会变为良性的、孤立的。癌症的其他一些症状，如疼痛、体重减轻和出血等，也会得到控制。他的研究结果已经表明，高剂量的抗坏血酸不会产生不良反应，对那些终末期患者来说，更加令人痛苦的症状也能够得到缓解。他认为，在其中一个病人体内，有证据表明肿瘤退化了。尽管这个结论还不是决定性的，但是这些结果显示出新疗法的一些值得期待的美好前景。

鲍林敦促卡梅伦在他所工作的利文谷医院进行范围更广、系统性更强的研究，他建议卡梅伦使用更大的剂量（每天多达50克）。正当卡梅伦考虑是否开展更大剂量研究时，临床上出现了状况，三位最初参加研究的状况良好的病人突然死亡了。但他认为，即使发生了这次事件，还是有令人鼓舞的迹象表明新疗法有助于缓解他们的病痛，既然用抗坏血酸盐治疗的理论在临床上得到了初步验证，这项研究就应该继续下去。在得到苏格兰家庭和卫生部慷慨给予的4 000英镑与利文谷医院1 000英镑的支持后，卡梅伦在1973年初着手进行更大范围的试点研究。

不出所料，《柳叶刀》拒绝刊登卡梅伦详细描述他初期研究结果的文章。于是卡梅伦请鲍林在美国帮助宣传他的研究工作。鲍林欣然同意。鲍林利用其美国科学院院士的特殊身份，试图与卡梅伦在《美国科学院院刊》（*Proceedings of the National Academy of Science*）上联合发表一篇关于用大剂量维生素C治疗癌症的文章。鲍林认为他有能力保证文章在这份刊物上发表。令人感到非常意外的是，《美国科学院院刊》拒绝了这篇文章，理由是，他们不能接受对癌症这样的敏感领域发表推测性的治疗建议（拒绝发表这篇文章违反了科学院自己的出版规定）。鲍林对此提出了抗议。随着争议的公开化，国际癌症研究刊物《肿瘤学》（*Oncology*）的编辑（也是维生素C疗法的支持者）同意不进行审稿就刊登那篇文章。[3]

与此同时，卡梅伦和他的同事继续着他们的试点研究，最后决定每天静脉注射10克维生素C，持续10天，然后无限期地每天口服10克。他坚信"对于绝大多数终末期癌症患者来说，这是一种有价值的疗法"（Richards，92）。他正在帮助很多病人延迟肿瘤扩散，延长生命。也许最重要的是，他认为自己正在改善这些病人的生命质量。

卡梅伦向鲍林描述了接受治疗的终末期病人的"标准反应"。接受治疗前，这些病人遭受着肿瘤恶化的无情折磨，常常要注射大量的镇静剂，体重不断下降。接受了维生素C疗法后，他们的状况起初并没有改善，实际上有时情况会更糟，但对卡梅伦来说，这是排除安慰剂效应的证据。维生素C疗法开始大约1周后，患者们开始有舒服的感觉，食欲逐渐恢复，体重也开始增加。癌症骨转移所引起的骨痛在一定程度上得到缓解，病人们能够开始摆脱大剂量的镇静剂。其他一些晚期癌症的并发症，如恶性积液、呼吸系统疾病和黄疸等，也得到了缓解或控制。卡梅伦报告说，恶性肿瘤活动的一些生化指标不再不断上升，而是保持稳定，并且在一些患者身上逐渐下降。这种稳定状态的持续时间因人而异：在一些病人身上，它只是暂时的；而在另一些病人身上，会持续几周甚至几个月，直到病人突然死亡。在卡梅伦的研究中，死亡方式也不同寻常：病人们经过癌症期"短暂的"回光返照后，通常会在几天内去世，而没有癌症典型的长期衰亡过程。

这些研究结果令人鼓舞，卡梅伦着手撰写一篇文章，在文章里他详细描述了50名病人的病史。一直以来卡梅伦始终关注着这项研究的伦理层面，因此，维生素C仅仅给那些除他之外至少还有一位主治医生也认为“无计可施”的病人使用。卡梅伦一直坚信，即使维生素C没有其他作用，就生命质量而言，病人的情况得到了改善，这就算是“好的治疗”了。1973年卡梅伦的首次美国之旅（这也是他首次见到鲍林）坚定了他的看法。在美国，他看到了残忍的侵入性手术、放射疗法和化学疗法，这些在当时都是标准的治疗手段。他写信给鲍林说：“我不知道那些方法会取得什么样的效果，但是它们肯定正在给人们造成很大的伤害和痛苦。”（Richards，95）

鲍林曾拿着卡梅伦的文章和一套X射线相片，试图说服他在斯坦福大学的同事进行关于维生素C的试验。这套X射线相片表明，一名55岁的男子仅接受了6个月的抗坏血酸治疗，就出现肿瘤衰退和骨骼生长。劝说无效后，鲍林转向美国国家癌症研究所（National Cancer Institute）的主任，希望进行一次双盲对照试验。美国国家癌症研究所的官员回复说，在人体上进行任何试验之前，必须有动物试验方面的令人信服的证据，鲍林的努力又一次“功亏一篑”。鲍林和卡梅伦认为动物试验没有必要，因为他们已经证明人体吸收大剂量的维生素C不会产生不良反应。而且，大多数动物能自己合成抗坏血酸，所以在动物身上得到的结果会产生误导作用。最终，卡梅伦和鲍林勉强同意，如果他们打算对癌症早期、病情较为良好的患者进行大规模治疗试验的话，他们得首先进行动物试验。

卡梅伦和鲍林虽然未能说服癌症专家，但他们开始慢慢引起更大范围的生物医学团体的兴趣。考虑到敌视态度普遍存在，他们便对生理透明质酸酶抑制剂的主张采取低调态度，转而强调维生素C的作用，将此作为一种补充性的癌症理论，有助于抑制癌症扩散。他们发表了几篇文章（但都刊登在科学而非医学刊物上），并于1974年3月应邀把研究成果提供给著名的斯隆-凯特林癌症研究所（Sloan-Kettering cancer institute），当时，该研究所在进行充满争议的癌症药物苦杏仁苷的试验。斯隆-凯特林研究所正处于越来越大的公众压力之下，不断被要求去尝试多种不同的癌症疗法，因此同意进行一些关于维生素C的初期试验。

卡梅伦有一个特别的病例，可以支持他的观点：一名45岁的卡车司机在另一家医院被诊断为淋巴癌，名称为网状细胞肉瘤。由于管理上的延误，这名病人没有接受放疗和化疗，相反，他被静脉注射了作为临时替代物的维生素C。令主治大夫大为吃惊的是，在两个星期里，这名病人的临床表现良好并能够回去工作。然后，当他似乎要痊愈时，他停止了服用维生素C。这个病例之所以能够说明问题，原因是，后来那个人病情复发，又开始仅仅用维生素C进行治疗，结果效果很好并且得到治愈（此后他一直每天服用大量维生素C）。当然，癌症病情偶然也会自然减轻，但在这个案例中，病情减轻恰恰与维生素C治疗步调一致，卡梅伦知道，文献中没有任何病例显示患有这种癌症的病人经历过两次自然的病情减轻。他认为这种情况很值得注意，于是就这个病例发表了一篇文章。

斯隆-凯特林研究

1975年1月，斯隆-凯特林研究所关于接受维生素C治疗的16名病人的第一份报告诞生了。那些病例的记录没有显示任何有利的迹象。重复试验会遇到一连串的问题。卡梅伦和鲍林认为，斯隆-凯特林研究所没有能够得到与他们相同的结果，是因为这个研究所选择的病人不合适，并且他们没能在足够早的时期使用抗坏血酸进行治疗。斯隆-凯特林研究所选择的病人，癌症都已经发展到极晚期，而且已经普遍接受过放疗和化疗。熟悉“勾勒姆系列”前两部著作的读者会意识到，这是关于有争议的实验结果的一个典型实例，我们称之为“实验者回归”。我们如何才能辨别维生素C是不是治疗癌症的有效药物？答案是进行试验。但是，维生素C作为治疗癌症的药物是否有效，取决于实验者管理和评估治疗过程的技能。换言之，取决于用这种新的癌症疗法进行“试验”时的技巧。如果维生素C的确能够治愈癌症，那么卡梅伦就具备必需的技能，而斯隆-凯特林研究所不具备。如果维生素C不能治愈癌症，那么斯隆-凯特林研究所才是技术高超的医学专家。我们怎样得知谁拥有必不可少的技能呢？答案是我们来做实验看看维生素C是否能治愈癌症。如此一来，我们得不断“回归”。没有独立的技能评价措施，研究结果就不具有决定性，人们在回归中遭遇死循环。

回顾性的对照比较法

为了设法证明利文谷医院研究结果的可信性，鲍林不断催促卡梅伦进行双盲对照研究。尽管这种研究在美国很常见，但在英国它们还很受质疑，因为不为研究中对照组的病人提供治疗被看作是不符合道德规范的行为（同样的问题后来在美国为艾滋病患者权益活动人士所重点关注——见第七章）。因此，卡梅伦只得开始着手调查利文谷医院病人的医疗记录，将某些病人选出作为原先研究的对照组。这些人有与接受维生素C治疗的病人相似类型和相似病史的肿瘤，但他们都接受了传统的治疗而没有使用抗坏血酸。这种方法被称为“回顾性的对照比较法”，它不同于正式临床试验中使用的前瞻性对照比较法。在对这种随机选择程序的可行性进行了大量技术层面的争论（根据对照组要求，人们仍然希望在研究中随机选择病人，但在当时情况下，卡梅伦已经指定了一些病人，所以这个研究并不符合双盲的要求）之后，在鲍林的再一次帮助下，卡梅伦把论文发表在《美国科学院院刊》1976年10月那一期上。论文显示，与对照组相比，接受维生素C疗法的病人组存活率增加了3倍*。

---

* 该论文原意是：治疗组病人平均生存时间（210天）是对照组病人（50天）的4倍。——译者注

那篇论文引起了公众的广泛关注，《新科学家》（*New Scientist*）杂志刊载了这项富有争议的研究结果。几天之后，英国广播公司（BBC）也对其进行了报道，英国报刊亦迅速跟进。很快，在《纽约时报》（*New York Times*）和《华盛顿邮报》（*Washington Post*）上也出现了支持性的报道。对于所有这些报道与关注，卡梅伦感到吃惊，他很快发现自己被来自肿瘤重症病人家人的信件所淹没。故事还有一个小插曲，鲍林的妻子艾娃（Ava）被诊断患有胃癌并接受了手术，据传闻说，她已经决定不再接受后续的放疗或化疗，而依靠每天10克高剂量的维生素C进行治疗。

卡梅伦和鲍林此刻认为他们已经扭转了局势。著名的癌症杂志《癌症研究》（*Cancer Research*）邀请他们提交一篇综述文章。逐渐地，其他癌症研究人员也开始关注他们。鲍林和卡梅伦向美国国家癌症研究所申请了巨额资金，以进行更大规模的随机对照研究，包括动物试验。鲍林诚恳地进行游说，并得到了西奥多·库珀（Theodore Cooper）博士（卫生、教育和福利部的助理部长）的公开声援。在声明中库珀表示，他认为大剂量维生素C在控制感冒和恶性疾病方面是有价值的，而且他本人就服用大剂量的维生素C。但并不都是好消息。斯隆-凯特林研究所在用维生素C治疗了23位病人却没有取得明显效果之后，决定放弃维生素C试验。鲍林再次指出斯隆-凯特林研究所的治疗和利文谷医院所做治疗的区别。卡梅伦和鲍林还对斯隆-凯特林研究所得到的否定结果给出了新的解释，他们认为，病人们可能遭受了他们称之为“反弹效应”的折磨，这是由于减少大剂量维生素C而产生的肿瘤生长的突然反弹（正如在卡车司机案例中发生的一样）。无论如何，由于斯隆-凯特林研究所的苦杏仁苷研究正遇到不利宣传的影响，他们决定要完全退出充满争议的癌症研究。然而，随着梅奥诊所的加入，这场关于维生素 C 疗法的争论变得更加激烈。

鲍林向美国国家癌症研究所提交的申请最终遭到拒绝。审查者们认为利文谷医院的随机试验研究不合理（和早期对试验的批评一样）。但是鲍林不断提出的抗议和来自公众的批评，迫使美国国家癌症研究所的癌症治疗部主任德维塔（Vincent DeVita）同意让一位著名的癌症研究者，梅奥诊所的莫特尔（Charles Moertel）博士，进行一次严格意义上的双盲对照临床试验。莫特尔作为这类试验的专家，接受了这项工作。

梅奥诊所位于明尼苏达州罗切斯特市郊外，在 19 世纪 80 年代由身为外科医生的梅奥兄弟建立。这家享有盛名的私人诊所是“最好的医学”的代名词。莫特尔是癌症研究的领军人物，正是他领导的由美国国家癌症研究所资助的研究小组，正式终结了关于苦杏仁苷的研究。他对维生素 C 的判断很可能具有同样的权威性。

第一次梅奥试验

鲍林在试验之前给莫特尔写了一封信，强调了选用那些免疫系统没有受到早期放疗和 / 或化疗破坏的病人的重要性，他还强调，需要让病人在较长一段时间内持续使用维生素 C。之所以这么说是由于著名的卡车司机案例——过早停止使用维生素 C 意味着癌症会死灰复燃。莫特尔在回信中表示，会尽一切努力再现卡梅伦临床试验中的条件。然而，卡梅伦和鲍林很快注意到，美国和苏格兰治疗癌症病人方式的差异，可能会对梅奥试验造成影响。在利文谷医院研究中，需要接受化疗的病人被转到另外一家医院，从而被排除在外。梅奥研究的早期方案没有提到选择病人时的化疗问题。莫特尔在回应这些担忧时指出，在美国寻找没有接受过早期化疗的病人几乎是不可能的。更为重要的是，莫特尔认为这个问题并不重要，因为如果维生素 C 通过刺激免疫系统来起作用，那么，那些免疫系统受到化疗抑制的病人实际上可能会得到更大的好处。但是，鲍林并不同意他的观点，他开始否认梅奥研究是严格意义上的对卡梅伦临床试验的再现，因为病人们在进入研究前已经接受过正统的治疗。

1978 年 8 月，梅奥研究的结果公布，结果都是否定的。试验将每天口服 10 克维生素 C 的 60 个病人和接受安慰剂的 63 个病人进行了比较。在统计学上，这两组病人的治疗效果并没有多大的差异。但是，绝大多数病人以前接受过化疗和 / 或放疗。起初，鲍林对这些结果并未感到太大的困扰，毕竟他或多或少预计到了这样的结果。不过，莫特尔随后对这些结果的解释，作为对鲍林和卡梅伦观点的反驳，导致了争论。鲍林认为，莫特尔没有足够重视参加梅奥试验的所有病人已经接受了某种形式的化疗和 / 或放疗这一事实，而这恰是与卡梅伦研究的不同之处，莫特尔的这种做法是不正确的。此外，莫特尔当时即将在《新英格兰医学杂志》（*New England Journal of Medicine*）上发表的以“大剂量维生素 C（抗坏血酸）疗法治疗晚期癌症病人遭遇失败”（Failure of High-Dose Vitamin C [Ascorbic Acid] Therapy to Benefit Patients with Advanced Cancer）为题的文章中，错误地声称在利文谷医院研究中有50%的病人实际上接受过化疗，而真实的数字只有4%。鲍林和卡梅伦在阅读了莫特尔文章的预印本后立即与莫特尔联系，要求他修改50%这个数字。莫特尔同意修改，但是当他和《新英格兰医学杂志》联系后，发现那篇文章已经进入印刷流程的后期，不能更改了。他向鲍林保证，将尽一切努力尽快出版修改版。但是，危害已经造成了。新闻界认为，梅奥诊所已经完全驳倒了鲍林，即使出版修正过的文章，这一事实也很难改变。该杂志有项规定，只能由鲍林写信给该杂志后，杂志文章才能进行修改。生气的鲍林断然拒绝这样做，他认为，既然是莫特尔造成的错误，修改的责任应该在莫特尔。对于如何修改错误最终通过协商解决：莫特尔将发表一封公开信，称他收到了鲍林要求改正那个错误的信。但是，令鲍林愤怒的是，这使得莫特尔有机会进一步把那个错误贬低为科学方面不值一提的琐事。对于鲍林来说，那个错误极为重要，因为它表明了梅奥研究并非早期卡梅伦研究的重现。卡梅伦本人对梅奥诊所的那篇文章及其产生的负面影响也非常恼火，对他来说，这意味着读到这篇文章的病人可能会停止服用维生素C。

在此之前，莫特尔和鲍林之间的关系一直很融洽，互相尊重，现在却彻底破裂。罗切斯特的一家当地报纸刊登了一篇以“梅奥研究：鲍林关于维生素C治疗癌症的错误观点”为题的报道，鲍林威胁要对其提出诽谤起诉。为了避免这起诉讼，这家报纸同意发表鲍林的一封信。在信中鲍林称，莫特尔曾经就如何进行梅奥研究向自己寻求建议，但是后来莫特尔忽视了鲍林提出的不选用接受过化疗的病人的要求。由于表示愤怒的信件在新闻出版物与科学刊物上广为传播，两位科学家最后发展为指控对方犯有伦理上的错误。鲍林认为，莫特尔对利文谷医院研究的持续不断的错误表述相当于违背了职业伦理；而在莫特尔看来，鲍林是在鼓吹一种有效性未经证实的癌症治疗方法。当莫特尔在《肿瘤学时报》（*Oncology Times*）中提到“苏格兰利文谷的一家小型医院中进行的非随机研究”时，两人关系跌至谷底。鲍林回应说，利文谷医院是一家“大型医院，有440张床位”，每年接待500名新的癌症患者，而被认为是美国最著名医院之一的斯坦福大学医院只有420张床位！鲍林警告莫特尔说，他认为莫特尔对利文谷医院研究的描述是“出于诋毁的目的”。

第二次梅奥临床试验

甚至在第一次梅奥研究结果公布之前，鲍林就极力劝说美国国家癌症研究所进行第二次研究，精确地再现利文谷医院的试验条件。作为一位著名的科学家，鲍林在国会有不少强有力的同盟者，他还得到了卡特总统本人的支持。这个时候，美国国家癌症研究所正受到来自参议院营养小组委员会的压力而开展饮食和癌症之间相关性的研究，因此容易受到政治批评。据报道，1980年3月，莫特尔和梅奥诊所承担了由美国国家癌症研究所资助的第二次维生素C试验。卡梅伦对于这次试验的热情并不高，他坚信，莫特尔不是一个“可靠的独立研究者”，而是一个“现有癌症产业”的保护者。卡梅伦还预测梅奥研究有一个严重的方法论难题，即病人的依从性。他论证说，对照组的濒危病人会在没有监督的情况下服用抗坏血酸，这就模糊了试验中两个小组之间的可比性。莫特尔在第一次研究中，通过随机监控病人尿液中的抗坏血酸水平来检测依从性，但是卡梅伦认为血液检查的准确性更高。卡梅伦提出要协助制订第二次梅奥研究的方案，但是梅奥研究小组故意忽视他的存在。

鲍林的妻子艾娃继续服用大剂量的维生素 C，并一直处于较好的健康状态。最终她在确诊癌症后的第五年，即 1981 年 12 月 5 日，死于癌症，享年 77 岁。根据美国国家癌症研究所的统计数据，艾娃能够支撑 5 年的概率是 13%。艾娃的去世给鲍林带来了很大的打击，但是同时，他把妻子的去世看作仅仅使用维生素 C 治疗癌症方法的成功，这坚定了他继续支持维生素 C 疗法的决心。

第二次梅奥试验的结果于 1985 年 1 月发表在《新英格兰医学杂志》上。结果仍是否定的，实质上它否定了这种独特的治疗癌症的替代方法。梅奥小组选择的是晚期结肠癌患者，因为结肠癌在卡梅伦的利文谷医院研究中病例最多。由于对于这种癌症没有已知的有效化疗方法，梅奥小组认为不首先使用化学疗法在伦理上是可行的。实际操作中随机检查病人尿液，以确定病人对试验方案的依从性。结果是“维生素 C 不比虚拟的药物治疗效果好。服用维生素 C 的患者中，没有一位病人测出肿瘤缩小了，恶性疾病发展的速度同那些接受安慰剂的患者一样快，服用糖丸的患者与接受大剂量维生素 C 的患者存活时间一样长。令人意外的是，一些接受安慰剂的患者比接受维生素 C 的患者活得更长，当然这也许只是偶然”（Richards，144）。

这次研究结果出来的同时，美国国家癌症研究所癌症评估项目副主任维特斯（Robert Wittes）博士撰写了一篇特邀评论（在出现有争议的或重要的研究成果时，撰写特邀评论是标准的做法），表示他认为这次试验是具有权威性的。他说：“很难找出这次研究在设计或实施中的任何问题。抗坏血酸是按照卡梅伦和鲍林的主张，每天以同样剂量和同样方法提供给病人服用的。”（Richards，142）维特斯还进一步补充说，利文谷医院研究中早期显示出的肯定性结果，很可能是由于病例选择的倾向性造成的。这无异于给卡梅伦和鲍林的伤口上又撒了一把盐。

尽管鲍林事先要求莫特尔在发表论文以前，应该礼节性地让自己先看到那篇论文。但实际上，当鲍林看到论文时，莫特尔已经在各大主流电视节目中谴责说，维生素 C 作为治疗癌症的方法是没有价值的，鲍林—卡梅伦的研究是有“偏差的”。由于莫特尔抢先在媒体上对鲍林的研究进行了抨击，鲍林不得不寻找防守对策。后来，也许意识到筹码增加了，鲍林发表声明，指控梅奥诊所做出了“误导大众的错误结论”，随后又指责《新英格兰医学杂志》和美国国家癌症研究所容忍了一项“欺诈性”的研究。据说鲍林还考虑对这三家机构提起诉讼。

卡梅伦和鲍林对第二次梅奥研究批评的重点，是重申他们早先在批评斯隆-凯特林研究和第一次梅奥研究时指出的那几个方面。他们认为，第二次梅奥研究中那些对照措施是不充分的（这是卡梅伦批评的主要内容）。在参加试验的 100 名病人中，他们只随机检测了 11 名病人的尿样。这些病人中有 6 名在接受安慰剂。

根据梅奥诊所的报告，有1名病人每24小时排泄出超过550毫克的维生素C，而其余5名病人的维生素C排泄量与550毫克相比，可以“忽略”，或者更少。卡梅伦立即抓住550毫克这个数字说事：癌症病人通常排泄0—10毫克（非癌症患者通常排泄30毫克）维生素C，因此，在这6个对照组病人中，至少有2人排泄的维生素C量比正常水平高2个数量级。对卡梅伦和鲍林而言，这意味着那些对照组的病人很明显每天可能要服下多达1克或更多的维生素C，这样的做法会使研究无效。

鲍林本人对该研究的直接批评是，研究中没有“持续”给病人提供维生素C。在第二次研究中，实际情况是，当他们发现肿瘤发展后就立即停止了给病人服用维生素C，改为进行对病人伤害很大的化疗。他们给患者服用维生素C仅持续了两个半月（平均时间），而在利文谷医院的研究中，医生从试验一开始就给病人提供维生素C，直到他们死亡（对一些长期生存者则一直持续）。因此，梅奥研究提供的预期寿命数据是值得怀疑的。他们测量的只是维生素C对初期肿瘤生长的效应及其对病人寿命的影响。

鲍林和卡梅伦对梅奥研究新数据的第三次也是最后一次批评，可能是这几次中说服力最弱的，因为它以“反弹效应”为根据，而梅奥研究人员认为这种效应并不存在。反弹效应是卡梅伦在1973年指出的，即如果突然停止供应大剂量的维生素C，在患者体内循环流动的抗坏血酸盐量就会大大下降到正常水平以下，这就可能导致肿瘤加速生长。卡梅伦和鲍林早先对斯隆-凯特林研究进行过同样的反驳，他们相信，在第二次梅奥研究中，突然停止使用维生素C并对病人进行伤害性很大的化疗，完全可能缩短患者的寿命。

当鲍林更加细致地分析第二次梅奥研究的细节时，他发现了更多的差异。比如，卡梅伦是在一家医院进行研究工作的，因此，他能够对维生素 C 疗法初期的积极作用做出详细的观察。而梅奥研究中的病人是流动的，他们在接受维生素 C 治疗的第一个月里并没有接受检查。卡梅伦辛勤记录的初期改善报告根本没有引起注意。

鲍林和卡梅伦对梅奥研究进行批评的深层依据是，梅奥的研究人员并没有理解，他们提出的这种疗法目的在于控制癌症。他们从来没有声称这种方法可以**终止**肿瘤的发展，除了对一部分幸运的病人外。他们的主张是，此疗法能够延缓肿瘤发展，改善生活质量，延长生存时间，尽管这个时间可能并不长，但意义重大。梅奥研究中的肿瘤学家却把维生素 C 当成一种短期服用的细胞毒类抗癌药来进行检验，治疗效果主要是从肿瘤萎缩的角度来衡量的。

第二次梅奥试验对鲍林刺激很大，他认为，莫特尔直到论文发表才让自己知道结果的做法是阴险的。但是对大多数著名的癌症研究者、新闻媒体和广大公众而言，游戏已经结束了。鲍林试图向美国国家癌症研究所、美国癌症咨询委员会和《新英格兰医学杂志》的编辑施加压力以撤回那篇论文，结果却徒劳无益。他的威逼策略以及宣称要进行起诉的威胁，似乎只起到了相反的作用。他一直以来不稳定的资金支持，也受到了负面消息的影响。但他仍然认为自己有能力战胜同行们，他甚至天真地提出要去梅奥诊所进行关于维生素 C 和癌症的演讲。他的要求被梅奥诊所婉拒，理由是无法为他安排合适的听众。

被鲍林公开指控欺诈的莫特尔一直保持沉默，除了偶尔发表声明称，第二次研究是严格进行的，以及在病人病情恶化的情况下继续对他们进行维生素 C 治疗是不符合伦理的。维特斯发表了支持第二次梅奥研究的特邀评论后，一直和鲍林保持联系。维特斯无法相信维生素 C 能够对肿瘤增大产生抑制作用，为了说明这一点，他回到卡梅伦的病例，试图证明：即使在利文谷医院中，肿瘤扩大之后也没有出现衰退。维特斯也不能接受鲍林关于“反弹效应”的观点。那场争论没有定论，维特斯也没有改变他的看法。

鲍林和卡梅伦努力在主流癌症刊物上发表文章，却仍然不能使他们的批评者们收回言论。很明显，对于大多数人来说，那个问题已经不需要再探讨下去了，毕竟得出否定性结果的两次试验是由最知名的癌症研究所进行的，它拥有所有一流癌症研究者的支持。梅奥诊所也已竭尽所能对鲍林和卡梅伦关于第一次梅奥试验的批评做出回应（虽然梅奥诊所的科研人员也发现那些批评是“含糊”的）。这场争论以鲍林和卡梅伦失败而告终。但正如很多这样的争论一样，争论的发起者拒绝高姿态地承认失败。不过，1994 年鲍林的去世，实质上结束了把维生素 C 当作一种癌症治疗方法进行推广的努力。

结　语

以上事件是用正统医学的最好检测手段来检验非标准癌症治

疗手段的少数案例之一，对此我们该作何评价呢？值得关注的一点是，正是卡梅伦对梅奥研究提出的那些批评，推进了癌症临床试验的方法论的发展，这一点我们将在第七章关于艾滋病的例子中谈到。在艾滋病案例中，绝症患者不愿意进入试验中的安慰剂组，他们会与其他朋友和病友分享药物，在此情况下开展临床双盲试验非常困难。对于艾滋病案例，卡梅伦使用过的那种回顾性的对照比较法是完全可以接受的（尽管它仍然容易受到批评，而且随机对照试验依然是黄金标准），但这并不意味着他那种随机选择病人的方法不会遭到批评。

美国和英国存在不同的癌症治疗体系，这一点在争论中，特别是在重复试验中显得非常重要。例如，美国使用的细胞毒化疗方法在苏格兰并不是标准疗法。卡梅伦本人选择使用回顾性的对照试验而不是随机对照试验，正是受到英国流行做法的影响，因为在英国随机对照试验并不常用。

那么，梅奥研究结果是确定无疑的吗？正如我们已经看到的，这是一个实验者回归的案例。实际上这场争论最终是有利于正统医学的。虽然仅凭试验并没有解决问题，但是考虑到鲍林和卡梅伦提出的理论在癌症理论和实践的正统框架内令人难以置信，梅奥研究的实验证据就成了对之进行反驳的可信来源，而卡梅伦本人的实验证据则被认为在方法论上是有缺陷的。因此，鲍林和卡梅伦遇到的论文发表困难的问题就意味着，无论怎么做他们都不能在正统医学杂志上发表自己的临床试验结果。与之相对，反对他们的梅奥诊所人员两次在享有盛名的《新英格兰医学杂志》上发表研究结果。

关于维生素C对癌症的作用以及如何评价维生素C有两种观点。在主流的癌症研究者中，占支配地位的专业看法是根据他们传统的方法论评价维生素C：从他们医学专业知识的框架和观点来看，维生素C是无效的。而卡梅伦和鲍林认为，维生素C的作用是控制癌症而不是治愈癌症，这一观点似乎并没有被驳倒。但是，人们对鲍林和卡梅伦工作的兴趣实际上已经被梅奥研究扼杀，而且也没有维生素C可控制癌症的大量证据，因此他们的主张只能继续存在于替代医学的模糊地带中。鲍林和卡梅伦没能使医学机构改变他们评估癌症药物的方法，他们自己对于维生素C的观点也仍然没有得到证实。

鲍林和他的批评者之间杂乱的争吵似乎在此类案例中十分典型。在准逻辑的意义上，并没有确定地得出结论说，维生素C疗法不会减轻癌症的症状，不会优化患者的生活，或者不会延长患者的生命。但如果所有试验的结果都是有意义的，那就意味着，那些已经接受过化疗或放疗的患者不会获益，那些服用维生素C时间相对较短的患者也不会获益。就此而言，即使维生素C能起作用，当然这一点从未被明确证实，它也只对一小部分患者起作用。

从这种专家持有不同意见的典型案例中迅速得出结论，实在是一种冒险，应该讲，"还需要进行更多的研究"。在这个案例中，这也许是正确的结论，也许不是。问题是我们对科学的了解（见《勾勒姆》和《脱离控制的勾勒姆》）告诉我们，与准逻辑的标准相比，**任何**科学研究经过足够仔细的考察后，都将暴露出同样的不足。因此，开明的做法是对一切事物进行更多的研究，但在这个资源缺乏的世界里，这根本不能算是一种建议。选择任何一个项目进行更多的研究都有其相对于其他项目的机会成本。[4]

理查兹（Evelleen Richards）是研究维生素 C 的专家，我们对维生素 C 争论的叙述大部分来源于她的研究。她建议，参照荷兰采用的方法对替代医学的评价方式做出修改。荷兰的制度让消费者的偏好在分配医疗资源时具有举足轻重的地位。对替代医学的巨大需求意味着应对这类疗法投入更多的资金。这进一步意味着，即使在没有科学证据表明这些疗法有效的情况下，国家也对治疗表示支持，甚至无须使之接受标准的科学检测。理查兹也认为消费者有权表达他们对于未经证明的疗法的偏好，因此也有权影响国家资源的分配。但我们认为，这个结论混淆了作为救助手段的医学和作为科学的医学。[5] 即使个人遇到终极问题时，为了自身利益去寻求未经证实的替代疗法的做法是正确的，但作为科学的医学和作为承担集体责任的医学，不应受到公众舆论的驱使。[6] 虽然病患和生命垂危的个人去尝试未经证明的替代疗法也许是明智的，但如果我们说“让大家自己决定吧”，实际上就是对科学医学长远的集体责任的一种否定。

第五章

雅皮士流感、纤维肌痛
以及其他有争议的疾病

30 岁就有 6 位数的收入。可真累人！

——艾默里（Cleveland Amory）对疾病预防控制中心的雅皮士流感新临床标准提出建议时说道。

1934 年的时候，脊髓灰质炎（小儿麻痹症）还正在美国肆虐。加利福尼亚在经历了三年的经济衰退之后，又暴发了一场严重的流行病，仅洛杉矶地区就有 1 700 起病例报告。学校集会和展览会被禁止，啤酒店被鼓励实施卫生措施，家庭主妇收到警告说，“灰尘携带细菌”，她们应该“使用吸尘器而不是老式的笤帚打扫屋子”。恐慌四处蔓延。

洛杉矶县医院是大多数脊髓灰质炎疑似病例的接收点，医生们守在门口向所有进入医院的病人询问情况。传染病房的医务人员不断接受检测，看是否出现该病症状。到了 5 月，洛杉矶县医院的医护人员中有人开始患病。截至 12 月，共有 198 名（4.4%）医务人员被报告患上了脊髓灰质炎。为阻止该传染病的扩散，医院的全体工作人员都注射了恢复期血清。

然而，这次脊髓灰质炎暴发的特征较之以往有所不同。这次的成年病例之多前所未有，另外，脊髓灰质炎在医院扩散也是件极不寻常的事——这种在医疗机构内部暴发大规模传染病的事件，此前仅有一例。

在洛杉矶县医院发生的一切以及是否真的是脊髓灰质炎流行，很快成为深入调查的主题，就此疾病索要赔偿的被感染医护人员为调查增加了压力。美国公共卫生署（United States Public Health Service）的调查结果令人困惑。在随机抽取的25个病例中，没有发现确定的瘫痪或脊髓液异常。甚至想要得出传统的脊髓灰质炎统计数据——瘫痪与非瘫痪病例之比，也被证明是不可能的。在对病人进行全面的神经学检查之后，医学图表仅显示出轻微的运动神经元损伤。然而，病人自己感觉不适，并诉诸普通的矫形治疗。正如著名的脊髓灰质炎研究专家和历史学家保罗（John Paul）所说，在疫病流行期间，洛杉矶县医院的脊髓灰质炎病房"似乎住满了在疫区饱受创伤的病人，而实际上极少有人真的瘫痪"（Aronowitz，19）。

是什么折磨着这些显然在生病的人呢？有人提出，他们患上的是一种集体癔病。当时，一名调查人员写道："每天我很可能看到并接触100—200名脊髓灰质炎患者，但是几乎不记得其中有谁真生病……老百姓因为害怕传染上该病而患上了癔病；医务人员也因为不敢指出这病不是脊髓灰质炎，又拒绝注射完全没有用的保护性血清，而患上了癔病。"（转引自Aronowitz，23）尽管洛杉矶县医院的绝大多数病例已经完全康复，但仍有少部分人，包括一些护士，出现了长期复发性症状。他们的主诉以及对终身伤残抚恤金的争取，使得该病在此后的多年中一直受到大众的关注。

20世纪50年代，研究人员回顾洛杉矶县医院的案例后得出结论，这种疾病与其他国家和地区的一些传染病具有共同特征，但这些传染病均与脊髓灰质炎毫无关系。他们将这种疾病确定为一种新的综合征，其中没有哪一组症状是由某种特定的感染原单独引起的。这种综合征被重新命名为“良性肌痛性脑脊髓炎”——称其为“良性”是因为没有人死亡，“肌痛性”是因为伴随有弥漫性的肌肉疼痛，“脑脊髓炎”是因为病人主观感觉到的症状被认为是由脑部感染和炎症引起的。这种综合征引出了一类新的综合征，这类综合征在发展过程中始终充满了争议。

慢性疲劳综合征，在20世纪80年代被人们以贬抑的口吻称为“雅皮士流感”，是这类疾病中最广为人知的一种。它之所以被称为雅皮士流感，是因为最初出现这些症状的大多是加利福尼亚一些富有的年轻人，而且一直有人怀疑它是否真是一种疾病。其他类似的例子还有“病态楼宇综合征”“海湾战争综合征”“重复性劳损”和“肠易激综合征”。最新的一种叫作“纤维肌痛综合征”，表现为全身持续性肌肉疼痛。据说有超过600万美国人患有此症（其中90%为女性），是每年患癌症人数的4倍。

这些疾病初发现时，表现为多组人群具有一系列相同症状，并且症状很难用已知的生理疾病的病因来解释。这些神秘的疾病往往会引起媒体的关注，还会出现一些相应的病人权利倡导组织，他们举行游说活动，希望进行更多的医学研究，并力争使这些症状被承认为某种真正疾病的表现。的确，正是洛杉矶县医院那些争取伤残人士权利的受感染护士，促成了对良性肌痛性脑脊髓炎的新诊断。尽管这些疾病已为医学界所承认，仍不断有人怀疑它们的真实性。症状被归于一些心身性的因素——“一切都是想出来的”。关于症状的描述含糊其辞，缺乏权威性的测试方法，不存在生理方面的原因，等等，这些都使得此类疾病很难得到确认。它们不同于SARS、脓毒性咽喉炎或腿部骨折等疾病。就后面这几种情况而言，首先，从表面判断，你要么生了病，要么就没有；其次，它们都有一种被广泛接受的诊断方法，认定某种特定的病毒、细菌或病变是致病原因。诊断难免有误，但这些疾病的存在是毋庸置疑的。

上面已经提到，患者在这些尚不明确的疾病的确认工作方面起着重要的作用。患者不仅在倡导权利，在有些情况下，他们甚至声称，对自己的疾病，他们比那些医学专家掌握的专业知识更多。那些病人组织的主张是强有力的。一个重复性劳损病人权利倡导组织声明：“我们是专家，而全科医生、会诊医生、理疗师则都不是。我们才是专家。我们才是那些必须日夜忍受［重复性劳损］的人。如果他们想要弄清重复性劳损，就应该向我们请教。”（转引自 Arksey，2）但是，非专业人员需要获得多少专业知识才能够界定和认清疾病呢？这个问题正是我们本章讨论的重点。

慢性疲劳综合征

关于慢性疲劳综合征最初症状的报告出现在20世纪80年代初期。医生们形容病人患有难以治愈的类似病毒感染的疾病，表现为疲乏感和其他一些主要是主观性的症状。起初人们认为它是由 EB 病毒（Epstein-Barr virus，缩写为 EBV）引起的。该病毒是一种疱疹病毒，急性感染后可存留于体内，还可能会引起一些间歇性发作的症状。在过去的 40 多年里，有过个别反复性 EBV 感染的病例报告。但要证明该病毒是慢性疲劳综合征的病源是非常复杂的，因为公众广泛地暴露于 EBV 的环境中，许多非常健康的人也携带有 EBV 抗体。

1985 年，在加利福尼亚塔霍湖一下子出现了上百个病例，终于引起了美国疾病预防控制中心（Centers for Disease Control）的注意。当地医生在病人体内发现了大量的 EBV 抗原。《科学》（*Science*）杂志以“塔霍湖的神秘疾病”为题报道了这次疾病的暴发。从一开始，这个话题就充满了争议，塔霍湖的一些医生对于发生了流行病这种说法都大为怀疑。一位医生评论说：“他们认为发现了一些东西，然后就开始觉得它们无处不在”（转引自 Aronowitz，25）。疾控中心的调查人员根据标准的流行病学处理程序，提出了一个病例定义，并集中监测了 15 名塔霍湖的病人。虽然他们确实在病人体内发现了一些血清异常现象，但是和对照组有重合，和一些患其他感染性疾病的血清证据也有重合。他们得出的结论是，症状报告太含糊，无法对病例进行准确定义，而 EBV 血清学检测的可重复性不够，不足以作为可靠的疾病指标。他们还指出，要确定塔霍湖是否发生了传染病，首先要进行高灵敏度和强针对性的实验室检测。

那些认为自己患有慢性 EBV 感染的患者可没有疾控中心那么审慎。他们开始进行游说，要求医学界接受这种综合征，并参加了 1985 年 4 月由美国国家过敏症与传染病研究所（National

Institute for Allergy and Infectious Disease）举办的慢性 EBV 感染共识会议。尽管疾控中心和其他一些医学专家持怀疑观点，该疾病还是在会上被提了出来。这次“推广活动”不仅影响了医学界，也影响了社会大众。大众刊物对这种新疾病大力报道，私人实验室积极进行 EBV 血液测试，病人们成群结队前来接受检测。医疗机构也一度认为这种疾病真实存在，一本著名的过敏症与免疫学期刊发表评论称：“慢性 EBV 综合征确实存在”（转引自 Aronowitz，25）。这种新疾病的可信度和合理性在很大程度上是基于 EBV 感染是一种已知的疾病，有着公认的病理生物学机制和诊断测试法——EBV 血清学检测。

然而到了 1988 年，EBV 血清学检测的可靠性开始遭到怀疑，因而又一次共识会议召开了。会议结果是将这种疾病更名为“慢性疲劳综合征”，并提出了一种诊断这种新疾病的方法：典型的慢性疲劳综合征患者应该具有持续至少 6 个月的使人无法正常学习、工作的慢性疲劳症状，且症状原因已排除任何其他解释。EBV 血清学检测现在已不再具有权威性，诊断中取而代之的是“中式菜单”的形式：阳性的诊断结果需要满足两个主要标准和十四个次要标准中的任意八个，症状包括头痛、肌痛、胸痛和关节疼痛。新的定义立即被批评为武断，但此时这种疾病已经取得了存在资格，医生和患者要做的就只是列出症状清单。

直到今天，对于慢性疲劳综合征是不是一种真正的疾病仍存在怀疑。有研究试图证明这种病症的根源在于心理，但这些研究的方法论基础反受到了批评，在寻求因果关系方面也遇到了困难。一个人多年来遭受着一种未能确诊的疾病的折磨，的确极有可能会受到心理作用的影响。一项研究试图通过随机双盲安慰剂对照试验来对这种疾病提出质疑。该试验考察接受抗病毒药物无环鸟苷（已证明对疱疹病毒有抵抗作用）治疗的患者的表现。研究发现，无环鸟苷与安慰剂相比并不具有优势。尽管这项研究的发起者们以研究结果作为推翻 EBV 假设和病症存在本身的证据，但是该研究还是受到了（包括病人权利倡导组织在内的）批评，认为其试验规模太小，方法论依据不足，因为那些试验对象不能代表受慢性疲劳综合征困扰的大多数患者。简而言之，尽管慢性疲劳综合征受到大量研究和数次国际会议的关注，但对它是不是一种具有生物学原因和病理生物学机制的生理疾病，仍然没有达成共识。医生们似乎逐渐开始发现，这种疾病的部分问题在于它具有心理社会病理因素。也就是说，由于患者们认为自己有病，便开始做出与该病相应的行为，然后就真实地体验到了相应症状。我们在第一章讲到安慰剂效应时讨论过心理和身体复杂的相互作用，这正是这种作用的一个案例。的确，如果慢性疲劳综合征在**根源**上被归为心理社会病理因素，那么它也可以被看作“反安慰剂效应”。不是在心理上将一种并不存在的治疗当作有效，从而治愈身体，相反是在心理上将一种并不存在的疾病当作存在，从而伤害身体。[1]

纤维肌痛

关于纤维肌痛是否存在的争论，与有关慢性疲劳综合征的争论非常相似。“纤维肌痛”这种新疾病于 1990 年进入医学词典。

它的名字 fibromyalgia 由三个词构成：希腊词“algia”意为“疼痛”，“myo”意为“肌肉”，而拉丁词“fibro”指连接肌腱和韧带的组织。它指的是一种全身持续性肌肉疼痛，并常伴有其他症状，如疲乏和失眠、腹泻和腹胀、膀胱痛和头痛等。很多病例发生在如外科手术、病毒感染、物理性损伤或心灵创伤等受创事件之后，但是这之外的病例致病原因仍然不明。堪萨斯州威奇托研究中心基金会（Wichita Research Center Foundation）主任沃尔夫（Frederick Wolfe）博士，是首批帮助界定这种新疾病的医生之一。自 20 世纪 70 年代以来，他注意到越来越多的病人患有弥漫性肌肉疼痛，却没有发炎迹象或者肌肉病理学上的证据。1987 年，沃尔夫医生把加拿大和美国的 20 位注意到类似症状的风湿病专家召集在一起，“纤维肌痛”这种新病症由此诞生了。在美国风湿病学会支持下，他们进行了一次简单的诊断测试。测试中一名医生紧紧按压 18 个指定的肌肉及肌腱与骨骼的连接点，有 11 处或 11 处以上感到疼痛的病人则被认为患有纤维肌痛。

下面的叙述出自《纽约客》杂志的一名记者，展示了病人眼中的纤维肌痛。这名病人（被称为“莉兹”）是记者的朋友，51 岁，刚刚离异，在新英格兰地区一家贵族学院教书。莉兹的问题开始于 1994 年，当时她由于鼻窦炎刚动了手术。手术后她未能康复，并且出现了疲倦、失眠和肌肉疼痛的症状：“我的内科医生告诉我，这完全是由于紧张，说我已人到中年，还要承受抚养两个小孩（一个 5 岁、一个 8 岁）的压力”（Groopman，82）。没有人能够完全解释莉兹的病情：“莉兹过去有间歇性的抑郁症，但这次的情况完全不同。她咨询过的一位专家认为，她的脑垂体可能在

做鼻窦手术时受到了损伤，但进一步的内分泌检测表明病因另有隐情。”（Groopman，81）

在几次对这种疾病的诊断尝试失败之后——莉兹的症状曾一度被解释为一种罕见的食物过敏症——她被诊断为患有纤维肌痛和慢性疲劳综合征。接下来，她不断被一个医生转给另外一个医生。这种情况很典型，因为在管理式医疗的时代，医生们既没时间也没兴趣去倾听那些似乎没完没了又无从解释的症状。纤维肌痛患者常常成为临床上的“烫手山芋”，每个医生都急不可待地要把他们尽快扔给其他同行。有位医生把他们称为“医疗行业的克星”（Groopman，81）。

纤维肌痛至今仍没有有效的治疗方法。莉兹在绝望中求助于替代医学：一位越南僧人为她进行了针灸，但毫无效果；一位按摩治疗师诊断出她在少年时期的一次车祸中颈部受损；一位整骨医生为她的余生开出的处方是服用止痛药。后来更加绝望的莉兹还是找了一位内科医生：

> “我对他说的第一句话是：‘你必须相信我真的有病，而不只是在抱怨。’”针对她的疲劳，医生给她开了利他林；针对失眠，医生开了安必恩……最近她一直在服用百忧解，但效果不明显。她密切关注互联网和有关纤维肌痛与慢性疲劳的通讯上的相关报道，寻求可能的治疗方案。“我什么方法都试过了。”但她仍然在继续搜寻……终于在去年，她放弃了努力，并由于疼痛、疲劳和被普遍称为“肌痛混乱”的阵发性思维不清，暂停了教书工作。（Groopman，86）

莉兹还谈到了这种疾病的命名问题，以及纤维肌痛的概念是怎样与慢性疲劳综合征重叠在一起的。“‘慢性疲劳已经成了一个令人感到难堪的词语——雅皮士病，名字就招人耻笑，’莉兹说，‘纤维肌痛更能为社会所接受。’”（转引自 Groopman，86）

关于慢性疲劳综合征，有一个强大的医学游说群体争论着该病是否存在。正是这些游说者提出了现在我们很熟悉的观点，即把那些症状看作一种新的疾病可能会弊大于利。最早确定这种病的沃尔夫现在也同意这种观点。“我们一度认为我们发现了一种新的身体疾患……但那只不过是‘皇帝的新装’。在 80 年代刚开始研究时，我们看到病人们带着痛苦四处求医问药。我们认为，告诉这些患者他们患的是纤维肌痛，可以减轻他们的压力和减少医疗手段的使用。这是个伟大的、仁慈的想法，认为我们能够把他们的痛苦解释为纤维肌痛从而帮助他们——然而事不遂人愿。现在我的看法是，这么做是在制造疾病而不是治愈疾病。”（转引自 Groopman，89）沃尔夫的经验表明，在纤维肌痛患者身上发现的疼痛点数目关系到他们整体的痛苦程度。

一些常见的症状因为现在出现了一种相对应的疾病而被放大了。评论家们指出，有 1/3 的健康人群随时可能出现不同程度的肌肉疼痛，有 1/5 的人群自称有强烈的疲乏感。而且，接近 90% 的一般健康人群声称，在任意 2—4 周时间内，他们至少有一种躯体症状，如头痛、关节痛、肌肉僵硬或腹泻等。因此，每 4—6 天，一个普通成年人就会出现一种症状。易患纤维肌痛的人越来越关注每天的躯体症状。正如哈佛医学院一位精神病学教授巴尔斯基（Arthur Barsky）博士所说：“他们作茧自缚地认为自己的症状是由疾病引起的，并会最终导致身体衰弱和死亡。这种想法提高了他们对身体的警惕性，因而也放大了症状。”（转引自 Groopman，86）巴尔斯基还提到了强大的既得利益集团在这种疾病的相关事务中的角色，“包括医院医师和其他开诊所的医生，受理伤残案件的律师以及推销没有确实疗效的药物的制药公司”（转引自 Groopman，87）。由于纤维肌痛主要取决于病人的自述，这种疾病成了律师证明伤残时的便利工具。一项在 6 个医疗中心针对 1 604 名患者的研究表明，超过 1/4 的纤维肌痛患者得到了伤残抚恤金。

毋庸置疑，纤维肌痛是当前医学上最具争议性的疾病种类之一。接受《纽约客》杂志采访的很多医生拒绝公开他们的看法。一些人担心，任何同情这些病人的迹象都将导致大量病人被推给自己；另一些人则担心，对这种综合征提出怀疑很容易受到公众的攻击。关于此病的一位知名评论者称其收到了两百多封恶意电子邮件，并在互联网和通讯刊物上遭到了纤维肌痛病人权利倡导者的攻击。

病人权利倡导

现在我们来探讨在界定这些新疾病实体时，病人权利倡导组织起到的作用。病人权利倡导好像是随着 20 世纪 80 年代艾滋病患者权益活动人士种种活动的成功而诞生的（参见第七章）。就慢性疲劳综合征而言，很多病人权利倡导组织明显仿效了那些艾滋病患者权益活动团体。在英国，慢性疲劳综合征的患者权益活动群体中包括肌痛性脑脊髓炎行动组织（ME Action）、肌痛性脑脊髓炎协会（ME Association）以及国家肌痛性脑脊髓炎中心（National ME Center）。在美国，慢性疲劳与免疫紊乱协会（Chronic Fatigue Immune Dysfunction Association）[该协会出版有自己的报纸《慢性疲劳与免疫紊乱综合征年鉴》（*CFIDS Chronicle*）]起着举足轻重的作用。这些组织的名称本身就在一定程度上反映了他们与该疾病的斗争。英国的组织在其名称中使用了“肌痛性脑脊髓炎”，这反映出他们最主要的目标是使他们的疾病被承认为一种医学疾患（像脑炎一样是由脑部炎症引起的），而不仅仅是一系列症状的集合。那家美国组织使用了“免疫”这个词，与艾滋病以及艾滋病所受到的关注联系在一起。将慢性疲劳综合征称为一种免疫疾病，意味着某种潜在的免疫系统紊乱导致了一些病人染病和死亡。许多病人权利倡导组织认为，艾滋病和慢性疲劳综合征（以及其他机能障碍）仅仅是以前未被发现的免疫性疾病的冰山一角。

病人权利倡导组织在进行游说，以求改变针对他们所患疾病的卫生政策。他们的代表经常前往国会山，在国会委员会面前作证。在英国，慢性疲劳综合征病人团体一直积极回应一份具有影响力的关于慢性疲劳综合征的报告。这份报告由久负盛名的英国皇家内科、精神科及全科医师学会（Royal College of Physicians, Psychiatrists and General Practitioners）于1996年发表。该报告的结论是，慢性疲劳综合征既不是纯粹的生理问题，也不是纯粹的心理问题，而是出于“病人心理、生理和社会生活之间复杂的相互作用”。[2]英国病人组织立即发文批判，指责这份报告偏向于支持“因果关系和治疗方面的精神病学模型”。他们随即以“为真理而斗争”为口号举行了一次活动，向人们强调这份报告不可信。他们还向议会递交了一封请愿书，要求撤回该报告，并提交了一些背景文献，文献反对在说明和治疗慢性疲劳综合征时所使用的心理学体系。在他们看来，与慢性疲劳综合征相关的精神障碍，如抑郁等，是由真正的病毒感染引起的，而这才是研究人员应该努力去证实的。

为了取得良好的效果，病人权利倡导组织使用了患者的个人证词。的确，当一个明显遭受着病痛折磨的人称其所患疾病正被医学界所忽视时，人们很难去怀疑这种疾病的真实性。给该病取一个名字，确认它的存在，往往能使病人感到被重视——这不失为一种对付棘手病情的方法。根据阿罗诺维茨（Robert Aronowitz）——一位有从医经历、对病人权利倡导组织做过研究的社会学家——的记载，“有一位成功的年轻女性，突然染上了一种神秘的令人虚弱的疾病。她的治疗医师们均无法确诊，于是他们失去了耐心，认为她的问题是心理上的。朋友和家人对她的状况愈发感到无力，并开始逐渐失去对她的关注和同情。当所有的希望似乎都已破灭时，她被诊断为患了肌痛性脑脊髓炎或慢性疲劳综合征。这或者是她自己做出的诊断，或者是她遇到了一位知识渊博又富有同情心的大夫。这种疾病被正式命名后又过了一段时间，她开始康复。在恢复过程中，她还常常给人们讲述自己的感悟。”（Aronowitz，33）

倡导团体的说辞加上患者（他们常常被忽视）对疾病的主观

体验，能够引起病人与生物医学机构间激烈的斗争。一位业余的慢性疲劳综合征病人权利倡导者警告说："有一些人思维僵化，试图将这种疾病是一种临床病种的事实掩盖掉。这不仅是对支持我们的医生的怀疑，也是对慢性疲劳综合征患者的贬低。"（转引自 Aronowitz，34）医疗机构常常被指责为无能甚至相互勾结。一名病人权利倡导者指控疾病预防控制中心，称其掩盖了免疫系统紊乱和一些病毒性机能障碍在全美国蔓延的事实。在塔霍湖疫情暴发时，最先唤起疾控中心关注疫情的两名塔霍湖医生中，一名据说已被驱逐，因为这场疫情可能会影响到当地的旅游业。

不过，经济利益双方都需要。伤残抚恤金一直是那些慢性疲劳综合征患者最关心的问题。慢性疲劳与免疫紊乱综合征协会鼓励病人们提出索赔。商业性质的实验室在其中也有巨大的经济利益。他们推动血清学检测，因为这样将带来更多的诊断、更多的检测，以及更多的利润。

一些患者权益活动团体出版相关的科学和大众报告的摘要，并浏览这些报告以寻找有用信息。这些团体似乎有着与艾滋病患者权益活动人士相似的评估和评论科学研究的能力。这些评论可能是方法论上的，也可能针对论据的质量，或研究人员们在意识形态上的动机。有个倡导组织列有一张名单，记载着支持慢性疲劳综合征患者的医生名字，他们还会偶尔曝光那些他们认为与慢性疲劳综合征针锋相对的研究者。当一位权威的研究人员史蒂文·斯特劳斯（Steven Straus），发表了两份被认为对慢性疲劳综合征的合理性不利的研究后，该组织举行了一场活动，要求美国国家卫生研究院解雇斯特劳斯（但没有成功）。

那些艾滋病患者权益活动人士对待科学的矛盾心态（参见第七章），同样也能够在慢性疲劳综合征的团体中看到。虽然这些活动人士常常批评医学科学那在他们看来是不正当的权力，还认为医学界上层有共谋之嫌，然而最终，他们还是希望医疗机构运用科学方法将他们的疾病合法化，并称之为一种“普通的”病症。的确，病人权利倡导团体的明确特征就是，他们努力去精通医学及科学术语以挑战医学机构，并且为了自身需要不时地努力从事一些科学研究。但是在成为科学家的道路上，一个外行能够走多远呢？

成为一名科学家

医学科学与其研究对象的关系和其他大多数科学不同。正如我们在导论和第三章中所解释的那样，只要病人没有丧失意识，那么病人的自述就很可能成为诊断结论的主要依据。而且，也许往往只有病人自己知道病情是否有所好转。因此，医生不仅得依靠病人来判断出了什么问题，也要依靠他们来确定是否成功地解决了问题。无论医生喜欢不喜欢，在治疗过程中，病人常常是合作伙伴。于是病人自述也逐渐变得更像是在参与治疗。在本章讨论的案例中还不仅仅如此，案例中的病人还主动参与了新疾病的界定和确认。病人正成为或正试图成为科学家。

病人要变成医学科学家还有其他途径。例如，任何患慢性疾病如糖尿病的病人，都很可能成为自己的日常诊断师和药剂师，糖尿病患者在了解和保持自己血糖水平方面会成为专家。还有一种方式能让一个普通人成为一个真正的或准医学科学家，那就是暗自或非法使用药物的情况。其中一个例子，就是出于消遣目的使用药物以增强肌肉组织的健美爱好者们。社会学家莫纳汉（Lee Monaghan）最近对这类人群进行了一项研究，使人们对外行在获得专业科学知识方面能够达到何种程度有了更深入的了解。

先不说这些活动中较有害的一面，我们可以将健美爱好者归为一个群体，群体中的人们至少觉得，他们比一般的医生更了解自己的需要和生理状况。莫纳汉把健美爱好者们的世界描述为一种亚文化，它具有十分详细的民间药理学知识体系（他称之为人种药理学）。例如，一些知识丰富的健美爱好者会谈到"受体位点"，在人体的生化模型中，受体位点是身体内部细胞结构中的一些特定区域，这些区域很容易受到口服或注射的类固醇分子所传递的各种化学信息影响。下面是比尔谈论他的类固醇养生法：

> 康复龙（Anapolon）服用了50毫克，氧雄龙（Anavar）服用了2.5毫克。一切都取决于这些类固醇的受体位点。康复龙的受体位点很小，数量也有限，所以需要摄入50毫克来击中它们。氧甲氢龙（Oxandrolone），即氧雄龙，受体位点明显，容易击中，因此需要的摄入量也较少。区别一般就在这里。人们通常认为："哦，摄入量越多越好。"但不是这样的。这也是为什么康复龙实际上不应该被服用，因为它毒性很大。在你服用的那50毫克中，能够击中［受体位点］的可能是10—20毫克，但同时，会有30毫克在你的体内乱窜，寻找出

口，知道吗？（Monaghan，111）

多谢纳（Dan Dochaine）是健美界的“类固醇领袖”，自称“实验室老鼠”。据他表示，关于如何最有效地使用类固醇进行运动增强，目前还没有科学或医学上的研究。但相关知识似乎不仅仅为钻研并解读相关医学文献的健美爱好者知晓，也在健身房里，最近还在互联网上的健美爱好者中流传。下面是每天进行健美运动的约翰（无任何正式的医学证书），谈到自己的受体如何逐渐对一种外源性类固醇失去敏感性。他说：“我以为我对它有点研究。别人也跟我讲过，懂行的人。他们说，如果你一直服用同一种药物……差不多6个星期之后，它对你就没效了，不管是哪种药。因为你的身体已经适应了它，你的受体不再接受它。所以，过大约6个星期，你最好改服其他药物。”（Monaghan，111）

我们不能断定，这些健美爱好者的知识是否能可靠地帮助他们塑造体形，同时伤害也如他们想的一样小。莫纳汉认为，健美爱好者在使用类固醇方面，看上去是所有运动人士中最高明的。他观察到“他们共同的人种科学推理有一个系统而合理的基础”。但不可否认的是，无论这些健美爱好者是对是错，关于这方面问题的细节，他们可能比普通医生知道得更多。

健美爱好者是一个神秘的群体。他们自认为掌握了某些知识，且这些知识仅应用于他们自身。他们并不奢求由公共资金提供增强肌肉的药物，也不去鼓励更多公费研究项目进行对健美运动有帮助的药理学方面的研究。在某种意义上，尽管健美爱好者们作为一个群体拥有共同的知识，但是当我们把他们置于个人与集体之间冲突的框架中时，他们仍可以被看作是一些独立的个人。他们可能并不是在走向死亡（尽管媒体总在重复着不怀好意的臆断，耸人听闻地宣称使用类固醇的健美爱好者是名副其实的“死了都要壮”），而是选择了一种特定的生活方式。这种生活方式促使他们去寻求非正统的疗法，并自愿承担后果。正因为如此，他们的问题对于医学科学来说并非两难。医疗人员也许有义务提出建议，但是作为专业人士，不需要急于决定是接受还是拒绝健美爱好者的知识。在最坏的情况下，这也就和治疗抽烟或暴食等一样收效甚微。

谈到外行能够获得多少科学专业知识，本章中讨论了一些真正算得上困难的案例，即病人自发组成一个团体来确立一种新疾病的存在，并且迫使医学界接受他们对与其有关事物的定义。在这些情况下，病人不仅成了科学家，而且要求他们的新科学被公众认可。这些情况与健美爱好者的案例不同，它们对于集体有更加直接和重大的意义。那么我们应当如何看待这些案例呢？

我们还是从回顾这些案例的显著特征开始。本章中我们讨论的疾病类型都充满了不确定性，对这些疾病是否存在，以及它们是否能用身体原因或心理原因或两者之间的复杂作用来解释，医学专家们仍未达成共识。这些疾病的治疗方法（如果“疾病”确实存在的话）同样不确定：一些医生建议把治疗、锻炼和改变生活方式相结合；一些医生建议吃药；还有一些医生无计可施，于是设法把这类病人转给其他大夫（“烫手山芋综合征”）。这时，那些“外行专家”登上了这片不确定知识的舞台。然而他们的作用和行为总是有益无害的吗？这些所谓的“外行专家”到底有多

"专业"呢？

要想把这些分散的未经认可的外行团体根据他们的专业知识进行分类，自然是非常困难的。但有些患者确实拥有专业认证。例如，在洛杉矶县医院的疫病暴发时，很多感染者本身就是医务工作者——护士，甚至是医生。鉴于我们本章所讨论的疫病的流行性，患者中很可能还有其他医务工作者。病人权利倡导者也经常利用在其他领域获得的科学技能，例如，在统计学方面，或在很大程度上依赖于统计数据的心理学等科学方面所受的教育，这也许会有助于他们理解和解释流行病统计数据。但是，由于专业知识总是壁垒分明，一般类型的科学知识似乎不大可能使人们成为调查特定疾病病因的专家。这就像不可能指望一位分子生物学家成为弦论方面的权威一样。当然，一般水平的医疗能力和/或科学训练使人们可以对新领域进行突击钻研，然后掌握我们所说的"互动型专业知识"。但是，多数人似乎不可能做出真正的贡献。少数条件极好的除外，毕竟总有例外情况。例如，洛杉矶县医院传染科主任比格勒（Mary Bigler）在1934年6月染病，后来她参与撰写了关于那次疫病暴发的重要流行病学评论之一。

根据真实事件改编的电影《罗伦佐的油》（*Lorenzo's Oil*）也提醒我们，如果有足够的热情，即使没有任何医学学历的门外汉，也能够获得足够的专业知识，去学习医学术语，顺利地阅读、评论和批评医学作品，甚至为医学科学做出贡献。这部电影的剧情是围绕一位世界卫生组织的雇员展开的。他的儿子被诊断患有不可治愈的神经退行性疾病——肾上腺脑白质营养不良（ALD）。根据医生的传统预测，此症无药可治。但他拒绝接受这个结果，于是开始阅读医学文献，并推动影响他儿子病情的代谢途径的研究。后来他得出结论，使用特殊的食用油可以中止疾病的恶化——这种干预至少需要一些“贡献型专业知识”。这部1993年的电影本身已成为患者权益团体的号角。[3]对患者权益活动人士的研究也表明，患有这些疾病的充满忧虑的患者会付出极大努力，去获得足够的医学知识以扭转病情。阿克塞（Hilary Arksey）在她关于重复性劳损的研究中指出，外行人士围绕某种疾病组成的团体，如艾滋病患者权益团体（参见第七章），能够通过小规模研究项目偶尔为新知识的产生做出真正的贡献。[4]然而，这种贡献的局限性是需要强调的。即使是在记录最翔实的案例中——如艾滋病患者权益活动人士案例，团体中一些人受过很好的教育，也充满激情，但他们实际上并没能进行临床试验，或在主流医学期刊上发表文章。他们主要是出席会议，与医学研究人员就如何开展试验进行辩论，并向他们提供建议。

在另一些案例记录中，一些外行人士通过他们自己在特定领域的经验，获得了连一些科学家和医生也无法轻易掌握的专业知识。在温（Brian Wynne）探讨过的坎布里亚羊农对切尔诺贝利核辐射做出反应的案例中，那些羊农在关于自己土地的生态和绵羊的行为方面是专家。[5]这种专业知识（尽管没有规范化）与前面提到的健美爱好者积累的专业知识相似。

而且，正如我们反复强调的，病人毫无疑问都具有专业知识。他们了解自己的症状，知道自身的病史，也可能知道哪些治疗方法有效，还可能找出自己疾病的局部原因。病人或许能成为使用医疗技术、解读血压计和血糖仪等仪器的专家，还具有与医生探讨治疗方案的专业知识，以及评估哪些医生有可能具有同情心的本领。最后，我们别忘了，外行人士偶尔能起到非常重要的作用，他们可以指出医生，尤其是在诊疗工作中，可能系统地忽视掉的新症状和病因。

然而，在探讨本章中我们所遇到的疾病的真实性时，这些无疑是合情合理却常常不被认可的专业知识并没有给予患者最后的决定权。要决定疾病的真实性，需要的是一种完全不同的专业知识。病人仅仅在主观上知道自己的症状并认为它们是真实的，但他们还没有资格在疾病复杂的病因学和流行病学方面发表意见，就如同车祸受害者没有权利对汽车安全发表意见一样。可以肯定，亲身了解疾病的真实情况能够给你启发，使你对病患感同身受，可以推动你去了解尽可能多的东西，呼吁进行更多的研究，有时也能改写医学科学，就像艾滋病患者权益活动人士的行动和《罗伦佐的油》中那样。但这不能代替流行病学、药理学和生理学方面的研究。

因此，我们想以一个提醒结束本章。病人权利倡导活动有时也会产生令人烦恼的反效果。我们曾目睹一些合格的医学专家受到痛斥、责难甚至压制，仅仅因为他们关于疾病真实性的意见惹恼了那些激进主义分子。医学专家可能会出错，因为他们必须和不确定性打交道，他们也可能偶尔受到商业利益这种外部压力的影响（但如我们之前说过的，患者权益活动人士也是一样），但是归根结底，在关于新疾病定义的这场高技术含量、微妙而又复杂的争论中，他们应该被允许做出主要的贡献。遗憾的是，在慢性疲劳综合征和纤维肌痛的案例中，医生不能说出他们真实的看法。

病人由于自己对疾病的看法，有时也无法得到可能是最好的治疗（如心理疗法）。最后，社会作为一个整体，也因医疗的专业性和合法性遭到了不必要伤害而受到影响。只有当患者和医生在对方提供的专业知识上达成共识时，双方才能从合作中获益。而这种合作，将有助于我们了解和治疗那些常常给人带来极大痛苦的慢性疾病。

第六章

对抗死亡
——心肺复苏术

1991年深秋，一个周日的清晨，笔者平奇和柯林斯，正坐在伊萨卡市中心的一家咖啡馆里悠闲地享用着早餐。我们感受着生活的愉悦——经过一周的紧张工作，我们刚刚完成了“勾勒姆系列”第一部《勾勒姆：关于科学你应该知道的》的初稿。突然，邻座传来了令人心惊的“咯咯”声，一位上了年纪的女士仆倒在桌上。我俩相互一瞥——她严重吗？抑或只是被一块面包屑哽住了？女招待闻讯赶来，既像是自言自语也像是对其他用餐者说道：“最好拨911。”这位女士的喉咙还在“咯咯”作响。平奇和柯林斯四目相对。其中一个低声道：“我想我们也帮不上什么忙。”而另一个则想起，也许可以做些什么。

当笔者（平奇）还是个年轻的大学讲师时，所在的院系曾为英国红十字会招募志愿者。我还记得一位朋友曾束手无策地站在一个倒地的人面前，眼睁睁地看着他死去。这个悲伤的故事让我下决心报名。之后是为期六周的急症与急救基础训练。接下来便是考核——从各处报名参加培训的教师，每个人要在红十字会工作人员的密切监督之下给假人实施心肺复苏术（CPR）。这些新技能很快就在现实中派上了用场。在一次系里的宴会上，一位来此访问的研究者误食了一些混在调味汁里的巴西坚果后，对身旁的人说她开始出现强烈的过敏反应症状。刚刚受过急救培训的我知道必须马上叫救护车，并在专业人员到来之前监测她的身体基本机能。她之后完全康复了，而做一名急救人员让我感觉良好。那是五年前的事了。

这时这位倒下的女士又发出了很响的“咯咯”声，我决定采取行动，检查了这位女士的脉搏，发现气道没有明显阻塞。她气息很微弱，于是我将她平放在地上，开始做口对口人工呼吸。正犹豫着是否给她做心脏按压时，医疗急救队员赶到了。他们把氧气管插入女士的喉咙，不断供给少量氧气，并将一个心脏除颤器固定在她的胸口上。就在将她送上救护车时，急救人员还对她施行了几次大功率电击。

我们所经历的这种戏剧性场面正逐渐成为日常生活的一部分——尤其在美国和其他发达工业国家。遇到这种情况，不论是业余人士还是专业人员都会立即对病人进行抢救，而不是任他们倒地死去。美国许多公共场所，比如机场等现在都备有心脏除颤器和氧气瓶。在现代生活中，心脏病和卒中（中风）是时刻存在的生命威胁，即使不是最危险的致命杀手，也是主要杀手之一（仅在美国一年就有近50万人因此猝死）。任何人在任何地点、任何时间都有可能突发心脏病，这时最理想的措施是对发病者尽快进行急救。据笔者学习的英国急救课程所称，及时的干预确实攸关生死，心肺功能恢复越快，患者生还的机会就越大。从没有人质疑及时急救的有效性，因为现在的医学观点是：这确实有效。的确，所有参加过急救课程的人都希望，万一他们成了不幸倒下的人，旁边能有受过这类技术培训的人对他们进行急救。但这里，我们要开始质疑这个广为接受的医学常识。当追溯复苏术的历史，并结合现代医学对其有效性进行分析时，我们发现情况并非如此简单。

复苏术的历史

如同医学实践中的大多数领域一样，复苏术有着漫长的历史，且随着现代医学知识的发展经历过巨大的变革，此间曾出现过各种方法。在人们关于死亡、濒危以及人类尊严的各种信念的背景下，复苏术发生过一系列断断续续的改变。我们下面会提到缺乏已知的生理学基础，但仍被认为有效的复苏术。相对地，我们也会提到经过医学实验室仔细研究，却在该领域无效的复苏术。复苏术的领域中不仅有医学及科学专业人士，还有在死亡的威胁突如其来时，运用复苏术、扮演“同胞守护者”角色的普通百姓。在 20 世纪，该领域的一些重大突破来自军方，这并不奇怪，因为那本就是一个突然死亡及其相关问题屡见不鲜的地方。尽管不同时代有不同的不确定因素，也有方法的变迁，但有两样是恒定不变的——突然死亡和人类战胜它的愿望。人们坚信某些方法是行之有效的，并带着这个信念继续下去，18 世纪如此，今天还是如此。

在医学课本里，现代复苏术通常可以从《圣经》里寻根溯源：

32. 以利沙来到，进了屋子，看见孩子死了，放在自己的床上。

33. 他就关上门，只有自己和孩子在里面。他便祈祷耶和华，

34. 上床伏在孩子身上，口对口、眼对眼、手对手，既伏在孩子上，孩子的身体就渐渐温和了。

35. 然后他下来，在屋里来往走了一趟，又上去伏在孩子身上，孩子……就睁开眼睛了。(《列王纪下》4：32—35)

当宗教信仰居于统治地位时，只有上帝能够令人起死回生。人类的这种试图不仅徒劳，而且是有罪的。但随着时间的流逝，人类的自助取代了神灵的干预。死亡不再是生命旅途中不可回头的终点，而逐渐成为可人为改道或延缓的历程。要理解复苏术的作用，我们必须分清“临床死亡”与“生物学死亡”的区别。“临床死亡”指的是循环衰竭、呼吸停止等，“生物学死亡”则是指人体器官不可逆的衰亡。正是这种区别使复苏术有了用武之地。对这两个概念首次进行系统区分和应用似乎始于18世纪。

溺水直到今日还是常见的死亡原因（在年轻人的意外死亡原因中仅次于车祸），因此复苏运动起源于荷兰和英国这两个临水国家就不足为奇了。1767年，荷兰人建立了一个复苏溺水者的协会，并声称协会在4年内挽救了150多人。7年后，英国成立了“皇家拯救表观死亡人道学会”（Royal Humane Society for the Apparently Dead），其前身是“表观溺水死亡者恢复学会”（Society for the Recovery of Persons Apparently Drowned）。1774年，学会创办人和推进者霍斯（William Hawes）医生提醒他的会

员，前一年在伦敦有 125 人死于溺水。他说道："假如每十个人中有一个被救活，一想到自己、家人或朋友就可能是被救活的那个，谁还会认为这个学会不重要？"（转引自 Timmermans，34）但是仍有许多人反对，特别是教会成员——他们认为这简直是在起死回生，而只有上帝才有权这样做。

为了消除人们的怀疑，该学会鼓励人们去收集复苏成功的事例，每个事例需要三名可靠证人或者是一位有学问的人，如牧师、医生或军官。由于宗教上的反对，霍斯和他的同事将"复苏"（reviving）与"复活"（resurrection）明确地区分开来："前者是轻扇余烬未灭的烛芯，使蜡烛的火苗再次熊熊燃烧；后者则是在生命的火花完全熄灭后，为尸体重注活力。"（转引自 Timmermans，35）因此学会的座右铭为：Lateat Scintillula Forsan.（也许还有一点隐藏的火星。）最终，该学会赢得了教会的支持，尤其因为它在阻止和挽救潜在自杀方面做出的努力（自杀被认为是最罪恶的死亡方式）。一位贵格会教徒举了一个自然界的例子：冻僵的鳗鱼经过缓缓加温之后会复苏。如果上帝赋予了这些低等动物复苏的能力，那么人类实施复苏的行为也不为过。霍斯巧妙地向政府官员指出，如果能让凶杀案的受害者复苏，将有助于案件的侦破！他还利用了公众对活葬的恐惧。到 1787 年，学会已说服了大众，并获得了乔治二世提供的赞助。

该学会公布，其早些年的复苏率为 43.7%（共 1 706 起案例），但这个震撼人心的数字包括了在风暴中落水后大声呼救的人，以及由于吸入浓烟而失去意识的人。"复苏术"这个词曾涵盖了多种救援情形，但随着时间的推移，人们逐渐认识到在水边实施的那些复苏往往能取得最好的效果，于是它同溺水也结合得越来越紧密（Timmermans，37）。

皇家人道学会最初采用的复苏术是那些在荷兰行之有效的方法，包括“保暖、人工呼吸、用烟草刺激直肠或用烟草熏蒸、将溺水者置于桶上来回滚动、按摩身体、静脉放血，以及诱导呕吐和打喷嚏、使用内服兴奋剂等辅助方法”（Timmermans，38）。最好的方法总在推陈出新，该学会也经常推荐（有时是禁止）不同的措施。

给溺水者保暖一直是常用方法，这与古希腊医生盖仑（Galen）的理论相吻合，即热量是人体元气的重要来源。大家都知道尸体是冰冷的。尽管呼吸停止是死亡的标志，但呼吸对于复苏成功的重要性在整个19世纪充满争议。对于使用风箱进行人工通气，也一直是既有人赞成也有人反对。风箱一直以来被解剖学家在实验中用于维持动物的生命，然而1837年，法国的研究者表示，动物会因肺部突然膨胀而死，且风箱会导致动物尸体出现肺气肿（肺部积水）和气胸（空气进入胸腔导致肺塌陷），此后风箱便受到了冷落。正是皇家人道学会的主席布罗迪爵士（Sir Benjamin Brodie）表示，恢复呼吸不能使已停止的心脏重新跳动。有趣的是，口对口人工呼吸法进行实验后不久就在1812年被放弃，因为溺水者呼出的气体被认为是有毒的。

1857年，霍尔（Marshall Hall）医生在知道人工呼吸不属于皇家人道学会的推荐措施后，在尸体上进行了一系列实验，并得出了一个溺水死亡的新理论。他的结论是，溺水同麻醉以及中毒相似，呼出的都是二氧化碳。这个理论使人们开始重新关注肺部通气的问题。霍尔为避免溺水者仰面时舌头向后堵塞气道，提出将溺水者俯卧放置。实际上他是把过去在桶上来回滚动躯体的方法，改为了他现在所说的人工呼吸“体位法”：将溺水者置于俯卧位，由背部向胸腔和腹部施压产生呼气，在撤除施压的瞬间产生吸气，然后将溺水者翻至侧身完成吸气过程。与此同时，一位年轻的外科医生西尔韦斯特（Henry Silvester）提出了另一种人工呼吸的重要方法。他并没有从死亡的角度出发（像霍尔那样），而是尝试模仿活人自然的呼吸运动。他倾向于让溺水者仰卧，认为这样可以方便救援人员检查气道是否堵塞。救援人员站在溺水者头部一侧，抓住其肘部，将其双臂拉至耳旁以促进吸气，再将其手臂恢复原位，并按压胸腔以刺激呼气。

霍尔和西尔韦斯特的新方法在当时均有被认可的理论、研究结果和喜人的成功率支持。如此一来，皇家人道学会遇到了难题：采用哪种方法较好？一项对尸体进行的比较研究表明，西尔韦斯特的方法更利于肺部通气，但有人对此表示怀疑。

1889 年，皇家人道学会的新主席谢弗（Edward Schafer）发起新一轮考察，并提出另一种间歇性胸部按压式的人工呼吸术，它同样采用俯卧体位。学会中对西尔韦斯特与谢弗的方法孰优孰劣争论不休。西尔韦斯特本人反对俯卧的体位，因为施救者“横跨于溺水者之上”的姿势对于女病人而言是“不雅的”（Timmermans，42）。早期的研究者们用加温的尸体或者狗做实验，而谢弗设计的现代方法是在志愿者身上做实验，志愿者抑制本能的呼吸运动，呼吸输出量由置换潮气量（指一次吸气加一次呼气组成的类似于一个“潮汐涨落”的周期中，肺部空气被置换的总量）计算。但分别在 5 名志愿者身上使用 10 种不同方法所测定出的潮气量，仍不具有决定性。

1909 年，该学会复苏记录的一位审阅者指出："每一种复苏方法，不论是被禁止的还是被推荐的，生理学上可靠的还是牵强的，用或不用人工呼吸的，似乎都能挽救不计其数的生命。"（转引自 Timmermans，41）其中一种与众不同的方法是 1892 年法国人拉博德（Laborde）提出的舌头牵引法，此法要点在于"打开口腔，适当用力向外拉舌头"（Timmermans，4）。由于这种方法没有生理学上的基础，它被归入禁止使用之列。然而在法国，拉博德见证了此法在 63 起案例中的成功应用。

最后，学会成员终于同意躯体保暖和人工呼吸是最好的复苏方法，"人工呼吸"和"复苏"的术语也开始互相交替使用。20 世纪上半叶，谢弗的俯卧按压式（简称"谢弗式"）和西尔韦斯特的仿自然呼吸法（简称"西尔韦斯特式"），均成为人工呼吸术的标准方法。谢弗式在英国、法国、比利时和美国使用最广，而西尔韦斯特式在德国、荷兰及俄罗斯有众多拥护者。在判断是否需要复苏时，呼气成了生命迹象的主要标志。死亡源于肺部缺氧。在病人的嘴边放一面小镜子，可以有效地判断其是否在呼气。如果镜子上有雾气，则证明病人还活着，无须复苏，只需保暖；如果镜子没起雾，则需要立即进行人工呼吸。镜子实际上是最早的复苏便携诊断工具之一。20 世纪 50 年代，英国的童子军接受训练时，就随身携带着这种镜子，以便"时刻准备着"。

第二次世界大战以后，复苏术的研究延伸至美国。从美国海岸警卫队及芝加哥、底特律和洛杉矶的消防部门收集到的案例显示，使用的主要是谢弗式，存活率为6.7%。尽管被广泛应用，谢弗式在战争中却效果欠佳，军需供给船上的许多士兵仍因溺水身亡。战争对新研究产生了额外的刺激，因为人们担心德军有可能使用麻痹呼吸肌的神经毒气。1948年，美国陆军和美国国家研究理事会（National Research Council）组织了医师研讨会，比较所有的复苏方法。与会者一致认为他们缺乏评选最佳方法的数据，由此新一轮大规模的比较实验展开了。令人吃惊的是，谢弗式尽管50年来一直是最主要的复苏术，而且显然已挽救了成千上万条生命，但实验结果却显示其毫无价值。实验发现，这种方法无法移出气管中的闭塞空气，这意味着含氧的新鲜空气不能进入肺部。而西尔韦斯特的方法同样有缺陷，因为病人采取仰卧的体位，气道会被舌头堵住。于是，一种叫作“压背抬臂”的新式人工呼吸法被采用了。它是在1951年的一次研讨会上提出来的，该研讨会的与会者包括美国国家红十字会、武装部队、美国童子军组织、美国电话电报公司、矿务局、女孩营火会、美国女童子军组织、基督教青年会、美国医学协会，以及众多公共事业部门和民防组织的代表。一份两页纸的标准方法得以付印，培训影片也随之发行，这些都是大规模宣传运动的一部分。战后的这次研究似乎是找到了最好的复苏方法，这种标准方法被无数机构采纳和启用，并被运用在日常挽救生命的尝试中。

然而仅仅过了4年，这种新方法就遇到了麻烦。一位自称有35年复苏实践经历的美国海军上校理查德（Harold Rickard）对幼儿复苏问题的研究，引起了人们对气道阻塞问题的关注。理查德从自己的实际经验中得知，所有推荐的方法都毫无用处，因为病人松弛的舌头会阻塞气道。受到理查德的启发（他的观点缺少临床支持），一位叫萨法尔（Peter Safar）的麻醉专家通过X射线和肺活量计（用于测量空气容量的装置）的测量结果再次证明，所有的人工呼吸术，不管病人是面朝上还是面朝下，都会遇到这个问题。发现又一次令人震惊。所有起源于实验室的测定都使用插管法（将一根呼吸管插入病人喉部），这避免了气道堵塞的发生，因为用于测量气流的管子已经按住了舌头！尽管人工呼吸术仍可以通过采取仰卧体位，并极力伸展病人的颈部而收效，但萨法尔的研究还是使旧式的口对口人工呼吸法又时兴起来。

在新的发展中，军方再次扮演了重要的角色。1950年，约翰斯（Dick Johns）和戴维·库珀（David Cooper）作为军方研究组织的成员，设计了“面罩对面罩”复苏术，用于在被污染的环境中为神经毒气中毒的人员做人工呼吸急救。他们哀叹美国陆军及其人工呼吸方法的“愚蠢”，便设计出了一种可以将两个防毒面罩对接的方式，从而使营救人员呼出的气体能进入被救者的肺里。他们在彼此身上，以及一些狗身上进行了实验，并写成报告，试图引起美国海军对该装置的兴趣，但没有成功。然而报告却吸引了一位年轻医生伊拉姆（James Elam）的注意。伊拉姆本能地倾向于使用口对口人工呼吸法，因为在停电时，这是依赖呼吸机的脊髓灰质炎患者维持生命的唯一途径。1950年，伊拉姆在自己第一个大学任职期间，对口对口人工呼吸法进行了研究。他通过呼吸管为仍处于麻醉状态的术后患者进行人工呼吸，与此同时，一位助手在旁抽血测量患者血氧含量。他发现，此法所获结果比那些惯常的人工呼吸术要好得多。他应邀参加了1951年那场颁布了人工呼吸新标准的著名研讨会。在研讨会接近尾声的一次特别会议上，伊拉姆渴望能引爆他的“炸弹”。然而他的计划失败了，当时的研究权威对此并不感兴趣，认为这种方法与“常识”相差无几（Timmermans，48）。

伊拉姆试图在华盛顿介绍他的新方法，还在医学权威期刊上发表相关文章，但影响甚微。1956年，他的努力终于有了突破性进展。他与萨法尔同时出席了堪萨斯州的一次麻醉学会议，离开时两人搭了同一趟会议便车，由此结缘。已是美国复苏术权威之一的萨法尔，当时还担任了巴尔的摩市医院的首席麻醉学专家，并已开始实验口对呼吸管的人工呼吸术，以此来扩张病人肺部，查明两侧胸腔的运动。他和伊拉姆比较了两种方法，结果显示，口对口人工呼吸明显更具优势。不久，另一些权威研究者认可了这一结论。1960年，一批国际研究人员在6个大城市中对超过1 000名被麻醉的患者进行了口对口的人工呼吸实验，并建议，将口对口人工呼吸法作为除新生儿之外，所有人均适用的唯一复苏方法。他们还强烈建议，向专业和非专业人士教授这种方法。商业公司曾试图将其复杂化，如使用插入病人喉部的呼吸管，但遭到了研究者们的反对，他们坚持认为，新方法应该安全可靠、简单易学。

虽然萨法尔和伊拉姆得到了研究界的支持，但是他们清楚地意识到，此法理论上的论据早先也曾被用来证明某些人工呼吸技术如俯卧体位法的合理性。于是在介绍这种新方法时，萨法尔和伊拉姆强调此法能容易并清楚地看到病人面部，以检查气道和进行口对口人工呼吸。这些实用的主张最终占了上风，口对口人工呼吸术直到今天还是心肺复苏训练的标准方法。

胸外心脏按压

正当最佳复苏技术的探寻看似已圆满完成时，研究方向再一次发生了戏剧性的转变。胸外心脏按压最初是从约翰斯·霍普金斯大学的医学实验室发展起来的。工程师考恩霍文（William Kouwenhoven）受托研发一种能在电力行业中使用的便携式心脏除颤器，因为在该行业中，遭到严重电击的工人有 50% 以上死于心室纤维性颤动（心律失常）。一位还是研究生的助理研究员尼克博克（Guy Knickerbocker），首次提出挤压胸腔能使血压升高，从而挽救心搏停止的患者。1958 年 7 月，他在用当时已投入使用的便携除颤器——一个足有六七千克重的电击板，在一条狗身上进行实验时，发现了血压升高的现象。在隔壁实验室一位研究员的帮助下，他通过按压心脏让另一只心搏停止的狗又存活了 8 分钟。次年，尼克博克和考恩霍文检验和改进了他们的新技术，并称之为“胸外心脏按压”。他们证明，5 分钟之内的心室纤维性颤动可以通过胸外按压去除。对于考恩霍文的目标——给电力行业的每辆卡车配备一个便携式心脏除颤器而言，这个结果意义重大，它意味着也许并非每辆卡车都需要配备除颤器，因为“胸外心脏按压”技术能解决同样的问题。这一成果深深打动了实验室负责人——闻名世界的外科医生布莱洛克（Alfred Blalock）。于是他指派外科住院医生祖德（James Jude）参加该项目，以便为其提供医学上的合理性。

祖德很快发现了该技术一个重要的新用途。在外科手术时患者有时会发生心搏停止，这是麻醉的意外作用。此时唯一的解决办法是迅速打开患者胸腔，用手按摩心脏。在过去，外科医生甚至为此常在手术服胸袋里放一把备用解剖刀。这种办法总会引起并发症，较常见的是严重感染。一次一位女患者在接受胆囊手术时意外出现了心搏停止，这使得祖德有机会尝试这项新技术。插管法失败了，当祖德看见血压下降脉搏消失时，他把手放在她的胸腔上开始进行胸外按压。扣人心弦的 2 分钟过后，患者的脉搏恢复了，并出现一丝微弱的呼吸，最后她在没有施以人工呼吸的情况下完全复苏。在另外 4 次成功抢救病人后，祖德同尼克博克还有考恩霍文（他们仍在继续进行实验室检测）一起，在《美国医学协会期刊》（*Journal of the American Medical Associatoin*）上发表了一篇文章，其中最著名的论述是"现在任何人在任何地方都能进行心肺复苏操作。一切只需一双手"（转引自 Timmermans，52）。这些话语象征着复苏研究中最重大的改变之一。它不仅标志着复苏术向心脏复苏的转变——之前人们认为要使病人复苏首先必须恢复肺部机能——也标志着复苏术的普及。任何人可以在任何地方对任何一种病人实施此法——不光是溺水者，不光是在特定情况下表现为死亡的人，而是所有濒死者，包括先前被认为回天乏术的病人。这意味着死亡过程有了新的临床定义——脉搏消失不再是唯一的评判标准，因为脉搏可能恢复。正如蒂默曼斯所写："1960 年马里兰州的一次会议上……

口对口人工呼吸与胸部按压被结合成为心肺复苏术……从此，猝死不过是现代医学发展道路上一块尚待清除的绊脚石罢了。”（Timmermans，53）

人人适用的心肺复苏术

但是心肺复苏术到底多有效？医生们一开始反对将实施心脏按压这项专业医疗技术的“权利”移交给外行人士，因为如果按压不当，很容易对脆弱的内脏器官造成损伤。要克服这些障碍，必须进行相关培训。而且很明显的是，心肺复苏术要发挥效用，必须配合其他药物治疗和医疗手段，如注射强心剂、输氧和使用心脏除颤器等。此外，还需要一套紧急医疗救护体系，包括急症应答及迅速将病人送往医院。

直到1973年，这样一套完整的系统才在美国问世。一次关于心肺复苏和心脏急救的全美会议建议，将通用的心肺复苏器材同配有医疗急救人员的救护车整合在一起。这个新体系将**基础**救援与**高级**救援区别开来。基础体系要求，凡八年级以上的公民都要学习心肺复苏术，需求最大的群体如警察、消防队员、援救队员、警卫等，将予以优先考虑。高级的心脏护理，诸如静脉输液、药物注射、心脏除颤以及心脏监测等，均留给经过特殊训练的专业医护人员。为了开展基础训练，美国心脏协会（American Heart Association）制订并发布了心肺复苏术的实施方案，并且组织了教员的培训和认证。美国各医院的心脏监护系统进行了调整，以便配合救治救护车（现在同样配有心肺复苏设备）陆续送来的成群结队的经心肺复苏术复苏的新病人。

鉴于在心肺复苏术以及急救系统相应的调整上投入了巨大的人力与财力，存活率究竟有多高便成了人们关注的问题。值得注意的是，1973 年会议上公布的 32 页最终报告里，并没有预测有多少生命能得到挽救。这种疏漏并不是有意为之，而是被乐观冲昏头脑的会议组织者简单地认为，只要推广心肺复苏术，加上医疗急救系统到位，就能挽救大量生命。

估算存活率并不容易。至今为止，美国仍没有得出一个笼统全面的心肺复苏存活率。没有全国范围的数据，医学研究人员和决策者便无法知晓多少人曾接受过心肺复苏。因此，研究人员只好通过短期小规模研究得出局部地区存活率，然后以此估算全国存活率，但这些地区性数据之间差异巨大。比较研究 1967 年至 1988 年间美国 29 座城市及国外的存活率时发现，这些数值千差万别，从艾奥瓦州的 2% 到华盛顿州金县的 26% 不等。但总的来说，这些存活率与 1973 年的乐观形成了鲜明对比。但同时该研究还确认，心肺复苏术的推广形势良好。大众的确了解了相关知识；在一些社区，超过半数的复苏抢救是由事发现场的目击者开始的；此外，大部分急救医疗体系也已成功进行调整。

之后，研究人员开始关注，是什么导致了存活率如此巨大的差异。艾奥瓦 2% 的存活率意味着每 50 次复苏抢救中只成功 1 次，而在金县首府西雅图每 4 次就有 1 次挽救了病人。但要使这些数字有意义，就必须将西雅图和艾奥瓦的复苏抢救置于同一基准线上。下面仅以影响存活概率的一个已知变量“反应时间”为例说明。反应时间是指从病人发病至复苏抢救开始所需的时间。文献中没有关于“反应时间”的明确定义。根据一位评论家艾森伯格（Mickey Eisenberg）博士的发现，“反应时间”包括所有或部分以下行为时间：发现状况、决定拨打电话、拨打电话、派遣交流、急救派遣、从本部赶往事发地点、从事发地点赶到病人身边（Eisenberg，引自 Timmermans，70）。除了“反应时间”，艾森伯格还发现，一些基本术语也有不同的定义，比如“心搏停止”“目击者心肺复苏”“有人目击的心跳停止”“心室纤维性颤动”和“入院”等。为了使比较研究更有意义，研究人员们还在定义上将存活率的两个主要构成“复苏”和“存活”区别开来。一些人将任何心肺复苏的尝试性举动都定义为复苏抢救；而有人则将复苏抢救限定为对特殊心律（比如心跳过快至所谓的“室性心动过速”）的患者实施抢救。“存活”的定义同样模棱两可。一些研究中将其定义为，以最小的神经损伤出院；而另一些研究中则定义为，以可存活的脉搏转入特护病房。如果我们再考虑到地区间医疗体系不可避免的差别，那么存活率就更难统计了。

为了解决这些定义差异问题，1990 年，在挪威海岸附近一个小岛上的乌斯坦因修道院（Utstein Abbey）召开了乌斯坦因共识会议（Utstein Consensus Conference）。会上规范了相关定义，并提出了一个计算存活率的统一公式。新的公式是“存活［出院］的［病人］数目除以被目击心搏停止、且因心脏原因患有心室纤维性颤动的人数”（Timmermans，73）。换句话说，患者必须是因潜在的心脏病而不是由溺水或电击等其他状况引起心搏停止的人。

这个存活率的定义比之前使用的要狭隘得多，它排除了很多过去两个世纪以来一直被列为复苏案例的偶发与意外事件（包括溺水），同时被排除在外的，还有未被目击的心搏停止，以及目击者没有首先对病人实施心肺复苏抢救的情形。由于此定义只涵盖了存活概率最大的病例，存活率与使用定义更广的调查结果相比，得到了增长。当然，大多数推动着心肺复苏术应用的情形（占全部情形的 60%—80%）如今被排除在统计之外，但另一方面，关于病人活着出院的要求使“存活”有了一个相对更高的标准（尽管美国及世界各医院的出院标准各有不同）。

自 1991 年起，研究者使用乌斯坦因标准进行了一些研究。尽管他们尽可能选择最健康、最相似的研究对象，但存活率依然令人沮丧，并且仍存在巨大差异。例如，芝加哥的一项研究发现，非洲裔美国人的存活率为 0.8%，白人的存活率为 2.6%。发表这些结果的文章恰如其分地将标题定为“大城市市区的心肺复苏成果——生还者在哪里？”。在纽约市，存活率同样低至 1.4%。而另一方面，在密歇根州的奥克兰县，存活率却为 14.9%。医学文献对这些数字的解释，如蒂默曼斯所说（Timmermans，74），固执地乐观。低存活率被归咎为大城市市区相对落后的医疗服务。心肺复苏术的支持者辩称，只要有完善的急救体系和必不可少的政治意愿，到处都可以像西雅图一样实现高达 30% 的存活率。及时的心脏除颤治疗在当时被视为提高存活率的关键，一些研究指出，80%—90% 的生还者接受过针对心室纤维性颤动的治疗——但现场目击者无法独立进行这种治疗。因此美国现行的办法是提高除颤器的普及率，使其成为标准配置，就像机场、健身俱乐部、办公室等场所的灭火器一样。

然而，进行除颤治疗的存活率与该领域其他疗法的存活率相比，无甚差别。其数据不仅有地区性差异，也无法有力地证明存活率取得了突破性进展。也许蒂默曼斯对数据的看法更加深刻。他认为，医学界和公众已对心肺复苏倾注了极大的信任，因此不论存活率如何低，也无损于人们对其有效性的看法。低存活率常被认为是急救服务和医疗基础设施尚待改善的标志，而心肺复苏实际上是否有效和是否必要则极少被质疑。甚至一向热心拥护心肺复苏的美国心脏协会，也于 1991 年承认，目前经历心搏停止之后生还出院的人，估计不超过 1%—3%，考虑到数据的不可靠，实际的比例“或许更低”（Timmermans，4）。

最后值得一问的是，借助心肺复苏术存活意味着什么。根据乌斯坦因标准，存活意味着出院。但是这并没有回答一些问题，比如这些病人入院时状况如何，出院后情况怎样，还有那些接受了心肺复苏术治疗但是没有出院，而是继续过着低质量生活，可能需要长期看护或者成了植物人的病人，他们的情况又怎样。对这些问题，人们曾进行过一些研究，蒂默曼斯对此概述如下：“这些研究的发现令人吃惊且富有戏剧性。存活率掩盖了复苏抢救那如俄罗斯轮盘赌似的风险性。‘存活率’这个术语强调了救生，而掩盖了一种可能性——应该是极大的可能性——正是这种治疗造成了神经性损伤，因为[心脏骤停]不同时间后，不同器官恢复情况不同，心脏和肺会恢复，大脑则不一定。我们用心肺复苏术挽救了生命，但同时导致了病人的各种残障。”（Timmermans，81）

由于关注存活率，我们忘记了大多数接受心肺复苏术治疗的人或许不能以我们希望的方式存活下来。这个两难的处境，就和一个人面对重度卒中而昏迷的家人，艰难地决定该做什么或不该做什么时一样。存活率同样混淆了基本事实，即大部分接受了心肺复苏术的病人事实上无法存活——蒂默曼斯中肯地质疑，为什么统计的是“存活率”而不是“死亡率”？

这些数字公众知道多少？似乎大多数像笔者那样在20世纪80年代中期接受过心肺复苏术训练的人，完全不知道存活率实际上有多低。电视节目也没有提供正确引导。1996年，研究人员对3部美国热门电视剧《急诊室的故事》(*ER*)、《杏林先锋》(*Chicago Hope*)和《911救援》(*Rescue 911*)中关于心肺复苏的刻画进行了分析，发现其中复苏成功率高得不切实际——即刻复苏率竟达75%，长时间存活率则为67%。此外，剧中大多数心搏停止由外伤造成，且接受心肺复苏的角色多为儿童、青少年或者年轻人（现实中，在西雅图，心搏停止的发病平均年龄为65岁）。而且，这些电视剧多着眼于奇迹性的恢复。当就这些误导向制作人提出质疑时，他们辩解说，这样可以鼓励年轻人学习心肺复苏术。而且，对心肺复苏术的看法在整个普及推广过程中当然至关重要。如果心肺复苏这项技术的有效性遭到怀疑，那么学习心肺复苏术的人就会减少，增强其有效性的人也会随之减少。

各地复苏率差异大，大多数大城市复苏率极低，存活者生命质量可能严重受损。面对这些令人吃惊的结论，我们必须要问，为什么我们还要继续相信心肺复苏的有效性，并投入大量人力物力呢？答案是，这一方面源于我们对现代医学（尽管仍带有许多不确定因素）的信心，另一方面源于我们对死亡和濒死者的态度：我们需要医学给予我们逃离死亡那扇黑暗之门的希望，即使在现实中它能帮助的人非常有限。心肺复苏的有效性，正如蒂默曼斯所写的，是一个“因被‘反映现实’的电视剧以及支持心肺复苏的组织渲染而令人敬畏的文化迷思。心肺复苏这一技术编造出了医学英雄主义的故事、战胜死亡的医学魔力，以及人人可得的能延长生命的圣杯”（Timmermans，5）。

蒂默曼斯相信，他的细致分析已经表明心肺复苏是无效的，他的结论是，投在心肺复苏上的资源应该应用到其他地方。心肺复苏可以作为“告别仪式”运用在特定环境下，为濒死病人床边的亲属多争取一点时间。我们已注意到，尽管大多数分析发现心肺复苏的成功率仅为1%—2%，但至少有一项关于心肺复苏的研究表示其有30%的成功率。这一项乐观的研究似乎确实引发了更多研究。但是让我们暂时认同，蒂默曼斯对其数据的解释是正确的，心肺复苏设备和训练的普及是对资源的浪费。既然如此，如果这些公共资金可以转用在其他更有益的方面，我们便不得不承认，继续将这些钱投入到心肺复苏设备上是个错误。但另一方面，如果笔者曾接受的那种心肺复苏训练，能够继续在一个相对廉价并自愿参加的基础上开展，好让人们不会在别人陷入困境时一筹莫展，那么似乎没有理由抹杀这样的希望。还有，正如我们一直主张的那样，即使只提高1%或2%的成功率，对于每一百人中的一个或两个人来说就是100%，这是对作为救助手段的医学的看法。我们说过，稀缺经济学是与作为集体事业的医学形影不离的：如果蒂默曼斯的研究在数据分析上是可靠的，那么它就表明了心肺复苏应该更廉价而不是更昂贵——它没有表明心肺复苏术应该被停止使用。我们不知道伊萨卡咖啡馆的那位女士后来怎样，但能够花极少的成本（在这个事件中是如此）为其增添一丝生存希望，似乎仍然是我们应该做的。

附记（2004年8月）

最新数据表明，接受心肺复苏的患者整体存活率仍然没有增长。在《新英格兰医学杂志》近期发表的一篇文章中，作者写道："发生在医院外的心搏停止的整体存活率在大多数社区里低于5%。尽管先进的治疗手段和技术被广泛应用，仍没有证据显示存活率有任何提高。"[1]

第七章

艾滋病患者权益活动人士

除了这段简短的导言，本章是《脱离控制的勾勒姆》一书其中一章的摘录[1]。我们在此重述这个艾滋病的故事，是因为它与本书主题的关系极为密切。这个案例表明：第一，以统计分析理论所要求的理想方式进行随机对照试验有多困难，而令人不安的是，“黄金标准”中的“黄金”正渐渐失去光泽。第二，科学检验的最佳可用标准与个人对救助的需求之间存在矛盾，案例中安慰剂组和治疗组互相分享药物就尖锐地表现了这一主题，这也是接下来的记述中最具戏剧性的部分。第三，没有医学学历的人群如何获得“互动型专业知识”，甚至是某门深奥科学领域的少量“贡献型专业知识”。第四，这些专业知识的获取实属不易，所以不容轻视，艾滋病患者权益活动人士要赢得科学界的接受，就不得不参与科学对话，而不仅仅是掌握相关词汇或阅读文献。最后一个警示，送给那些认为获得医学专业知识无关紧要的人：当患者权益活动人士掌握了足够的科学知识，可以与科学家们进行平等对话时，他们发现，科学家们的话比他们最初想象的要有意义得多！因此，其他尚未经历这样一个完整的科学社会化历程的社会活动团体，认为他们的同仁已经被同化、心甘情愿被吸纳入了科学圈子，也就不足为奇了。这是参与型的社会科学中常见的一种矛盾。

行动起来：艾滋病治疗和外行的专业知识

1984 年 4 月 24 日，美国卫生与公众服务部部长（U. S. Secretary of Health and Human Services）赫克勒（Margaret Heckler）在华盛顿一次记者招待会上以极大的热情宣布，艾滋病的病因已经找到——罪魁祸首是一种特殊的后来被称为 HIV 的逆转录病毒，并表示两年之内即可研发出疫苗，现代医学科学获得了胜利。

第二年夏天，电影明星罗克·赫德森（Rock Hudson）死于艾滋病。在此之前的四年里，男同性恋群体中也有人被此病折磨而死。既然现在艾滋病的病因已经发现，科学家们也开始讨论治疗方法，感染者们便越来越焦急地想知道治疗方法何时才能投入使用。病情发展本身增加了事情的紧迫性。HIV 血检结果意味着许多貌似健康的人都面临着不确定的将来。那么，是应该立即开始长期的治疗，还是一直等到症状出现？鉴于有关艾滋病的医学知识的快速发展与尚未解决的问题（就连艾滋病的病因，在科学界也是各执一词）并存，是应该现在就开始进行不成熟的治疗，还是等待所承诺的以后更成熟的治疗？

艾滋病——“同性恋瘟疫”

艾滋病不只限于同性恋者，但是在美国，它首先被媒体描述为“同性恋瘟疫”，并且同性恋群体对报道产生的影响迅速回应。美国的同性恋团体非同寻常，20 世纪六七十年代争取同性恋权利运动的成功，使他们变得精明老练、适应力强，并且组织有序。大批受过良好教育的中产阶级白人男同性恋者使该团体更具影响力。尽管当时美国保守的民众可能仍然恐同，但在好几个大城市，都存在规模可观的同性恋团体，他们有自己的机构、选举出的官员，以及其他政治自觉（political self-awareness）的象征。

同性恋的合法性已相对提高，某种程度上同性恋不再被视为一种疾病或变态行为。而艾滋病的出现眼看要让时光倒流，使同性恋者回到蒙受污名的过去。因为在公众心中，这种疾病被视为上帝对同性恋者滥交的惩罚。当时里根总统在任，右翼当权，艾滋病便成了许多偏见的宣泄渠道。例如，1985 年，保守派的评论员小巴克利（William F. Buckley Jr.）在《纽约时报》专栏版发表了一篇臭名昭著的评论，文中提议："应该在每个被验出有艾滋病的人胳膊上文上标志，以保护共用针管的人；臀部也文，以避免其他同性恋者受害"（Epstein，187）。

早期在卡斯特罗区（旧金山的同性恋团体主要集中地）召开的共同会议，气氛凝重。影片《世纪的哭泣》（*And the Band Played On*）[改编自希尔茨（Randy Shilts）的同名著作]，感人地描述了同性恋团体不得不痛苦地做出关闭公共浴室的决定，因为公共浴室是 20 世纪 70 年代同性恋自由的最有力象征之一。艾滋病的出现，深深地打击了刚获得解放的同性恋群体的核心体制和价值观。

草根社会活动组织迅速兴起，致力于获取有关艾滋病及其治疗方法的知识。那些 HIV 检测为阳性的人被告知，疾病发作前他们仍可以过好几年正常的生活。艾滋病患者权益活动不仅与他们的心理状态、生理状态和所处政治环境相契合，还不同于其他形式的活动，它保证了一些直接利益，如更好的药物治疗，或许，还包括治愈方法。

同性恋团体容易对科学界和医学界产生怀疑，主要是因为多年来同性恋一直被当作一种疾病。然而，要进入艾滋病的研究圈，这个团体就不得不与一些科学和医学的权威研究机构打交道。我们会发现，艾滋病患者权益活动人士后来在获取和传播有关艾滋病及其治疗方法的知识上起到了极大作用。他们在科学和医学的讨论中同样做出了巨大贡献，甚至参与了艾滋病研究计划的制订，有时还自己做研究。这个外行群体究竟怎样获取了这些专业知识，并如此有效地利用，这是一个不同寻常的故事。

这个故事我们将分两个部分讲述。第一部分，我们将追溯关于艾滋病的一些科学知识，并通过历史记录，说明艾滋病患者权益活动人士是如何逐步参与到艾滋病研究中来的。在第一部分结尾，会提到官方首次批准一种抗艾滋病药物的使用，而这种药物的研究在很大程度上得益于外行专家们。在第二部分，我们将进一步见证这些活动人士的成功，并聚焦于其中一个尤其有影响力的团体——艾滋病权力解放联盟（AIDS Coalition to Unleash Power，简称 ACT UP）。我们将揭晓外行的活动人士是如何获取和完善他们的专业知识，以至于能够针对艾滋病临床试验方法提出全面的政治及科学批评。这一批评基本上已被医学界接受。

第一部分

疫苗在两年内问世?

自艾滋病流行以来，许多错误信息四处散播。大众对艾滋病的传播途径产生过道德恐慌。更加严重的是，早期对该病治愈前景的一些声明言过其实。在赫克勒的记者招待会上，当她说到两年内便可以研发出疫苗时，在座的科学家纷纷皱起眉头。当时已研发出的比较有效的疫苗仅针对十几种病毒性疾病，其中最新的一种——乙肝疫苗，花了近十年的时间才上市。福奇（Anthony Fauci）博士——美国国家过敏症与传染病研究所所长，在赫克勒发言数日后接受《纽约时报》采访时则更加慎重，他说："很坦白地说……就算真能研发出一种疫苗，我们也完全不清楚需要多长时间。"（转引自 Epstein，182）

病毒会侵袭细胞核内的遗传物质——DNA，并将每个被感染细胞转变为病毒的繁殖场所。事实上，病毒成了身体每个被感染细胞的一部分，这与细菌完全不同。细菌是和细胞大小相近的外来物，更容易被机体识别和用药物（如抗生素）治疗。而要清除一种病毒，则需要将所有被病毒感染的细胞杀死，同时不伤害健康的细胞。更糟糕的是，病毒在不断繁殖的过程中，很可能发生基因突变，这就使得病毒性疾病更难治疗。

抗病毒药物的可能前景

HIV 与一般病毒的区别在于，它是一种"逆转录病毒"，它的遗传物质由 RNA（核糖核酸）而不是 DNA（脱氧核糖核酸）构成。一般的病毒以自身DNA为“蓝图”，将细胞变成病毒加工厂：病毒的DNA被转录成RNA，然后RNA用来指导合成蛋白质，这些蛋白质与被复制出的DNA一起，形成新的病毒。逆转录病毒的发现带来了一个问题：如果它们仅仅由RNA构成，又如何复制呢？答案后来在一种被称作“逆转录酶”的酶中找到，这种酶确保RNA能被复制成DNA。这种酶的发现为治愈这种疾病首次带来了希望，如果能够找到消除逆转录酶的抗病毒因子，就有可能阻断HIV的复制途径。一些抗病毒药物也显示出可以**在体外**（in vitro，拉丁文，即在玻璃内，也就是在身体外、在试管里）杀死HIV的迹象。

HIV病毒感染可以通过血液检测来诊断——被感染者显示“HIV阳性”。而艾滋病的症状，可能要在许多年后才会出现。“完全型艾滋病”包括多种机会感染性疾病，因为身体的免疫系统已经无法与那些感染病原抗争，而在抵抗机会性疾病中至关重要的“辅助性T细胞”将逐步耗尽。即便能**在体内**（in vivo，即在活体内，也就是在身体里）杀死HIV病毒，也不一定能治愈艾滋病，因为，或许在感染初期T细胞就已受到了长久的破坏，或许HIV感染时就已通过某种未知途径干预了自身免疫反应——这意味着免疫系统整体上已失去了辨别体细胞与外来入侵者的能力。

无论如何，通向治愈的路很可能极为漫长。我们得先找到一种抗病毒复合物，能以临床上有效的安全剂量用于人类，且无任何有害不良反应。然后，其有效性必须经过涉及大量病人的临床对照试验来确认。最后，在投入广泛使用之前，它还必须获得法律许可。

临床对照试验和美国食品与药品监督管理局

自从“反应停事件”之后（“反应停”最初被用于缓解孕妇的晨吐反应，后来意外发现它会引起严重的出生缺陷），美国食品与药品监督管理局（Food and Drug Administration）就规定，新药在被批准之前必须进行广泛的试验，3个阶段的随机对照试验是硬性要求。I期必须进行一个小规模试验，测定该药的毒性和有效剂量。II期要进行一个规模大、持续时间长的试验，以确定该药的有效性。III期需要进行一个更大型的试验，比较该药相对于其他治疗方法的有效性。这个过程成本高、耗时长——一般而言，一种新药上市前，需要6—8年时间清除所有障碍。

1984年10月*，在佐治亚州亚特兰大市召开了第一届艾滋病国际会议。从那时起，每年出席该会议的不仅有科学家和医生，还有同性恋权益活动人士及媒体要人，这些会议也成为年度里程碑。据报道，当时，6种有希望的抗病毒药物已经开始小规模试验，其中包括一种叫作“利巴韦林”（ribavirin）的药物，但是离I期试验结束仍然有很长距离。“要预防或治愈艾滋病，我们还有很长的路要走，”麻省总医院的赫希（Martin Hirsch）医生在回顾会议时总结道，“但是我们已跨出了第一步，开始了这段历程。”（转引自Epstein，186）

买家俱乐部

正面临着艾滋病死亡威胁的人和他们的支持者，对这种谨慎

* 应为1985年4月。——译者注

感到不耐烦。他们愿意孤注一掷，不惜尝试任何方法来阻止这一致命疾病的恶化，不管这方法有没有通过试验。于是，不久，他们开始自己行动起来。有报道称，在墨西哥花两美元即可买到一盒利巴韦林。很快，它就和其他抗病毒药物一起被走私到美国，大量转售给艾滋病患者，非法的“买家俱乐部”开始盛行。富裕的同性恋患者变成了“艾滋病流亡者”，他们搬去巴黎，因为在那里出售另一种在美国未经批准的抗病毒药物。

媒体对赫德森之类的“艾滋病流亡者”进行了报道，尴尬的美国食品与药品监督管理局宣布，允许正在测试中的抗病毒新药用于病人，但使用时需遵守长期得到认可的“同情用药”规则。这意味着医生可以为晚期病人申请到试验药物，作为最后的挽救措施。

项目知情

美国旧金山的同性恋团体是各种活动的中坚。“项目知情”（Project Inform）是一个有影响力的积极分子研究团体，由湾区商务顾问、前神学院学生兼利巴韦林走私者德莱尼（Martin Delaney）创建，其目标是评估新试验药物的价值。“‘无论医学权威怎么说，人们仍然在使用这些药物。’德莱尼告诉那些对社群团体自主研究表示怀疑的记者，‘我们想做的是，提供一个安全、受监控的环境来了解这些药物的功效。’”（转引自 Epstein，189）尽管德莱尼没有任何科学背景，但他对即将开始的讨论中一个关键问题却相当了解：谁来承担病人使用试验药物时所面临的风险，是病人还是医生？

德莱尼曾经参加过一项肝炎新药的试验。药物在他身上有疗效，但不良反应导致他的足神经受损。试验后来被中止，该药物也被认为毒性太大而始终未获批准。但是德莱尼却认为这是一个“公平的交易”（Epstein，189），因为他的肝炎被治愈了。

在美国的临床试验中，普遍的倾向是保护病人免受伤害。1974年，国会创建了美国人类受试者保护委员会（National Commission for the Protection of Human Subjects），并制定了严格的研究准则。这回应了一系列丑闻——许多病人在不知情的情况下成为受试者。最臭名昭著的是在塔斯基吉梅毒研究中，研究者多年来有意不给贫穷的黑人佃农提供任何治疗，以观察该疾病的“自然”病程。

德莱尼却倡导病人应有权利接受有潜在伤害性的试验性治疗，这似乎是一种倒退。

AZT 试验

社会活动人士致力于使更多的病人参与药物治疗试验项目，他们的努力在1985年达到了顶峰。当时，终于发现了一种似乎有前景的抗病毒药物。AZT（叠氮胸苷）原本是为治疗癌症而研发的，但在这方面并没有获得成功，于是被英国威康（Wellcome）制药公司在北卡罗来纳州的分公司宝威药厂（Burroughs Wellcome）搁置了数年。1984年下半年，美国国家癌症研究所请各大制药公司将任何有希望抑制逆转录病毒的药物寄给他们，AZT于是重见天日。1985年2月，AZT被发现是一种具有强大抗病毒活力的逆转录酶抑制剂。I期试验随即开始。对19名病人为期6周的研究表明，AZT在其中15名病人的体内成功阻止了病毒的复制，提高了

T 细胞数量，并帮助缓解了一些症状。在病毒将自身 RNA 逆转录成 DNA 时，AZT 似乎可以冒充核苷，作为合成 DNA 的材料被逆转录酶采用。一旦 AZT 掺入正在形成的 DNA 链中，逆转录酶便停止工作，于是病毒便停止复制。问题在于，既然 AZT 可以中止病毒 DNA 合成，那么有充分理由相信，它对健康细胞的 DNA 合成也可能造成负面影响。

考虑到治疗中的“安慰剂效应”，美国国家癌症研究所的研究者在报告研究成果时比较慎重。也许这些效果只是病人了解 AZT 的情况并对 AZT 有所期望而造成的假象？因此，尽管研究者注意到该药物引发的免疫和临床反应，他们还是警告说，可能存在强烈的“安慰剂效应”。美国国家癌症研究所要求进行长期的双盲安慰剂对照试验，以更好地评估 AZT 的潜力。

在宝威药厂的赞助下，这个新试验按计划在不同地点进行。此时，新艾滋病药物的试验已变得更为复杂，因为美国国家过敏症与传染病研究所在 1 亿美元的资助下，开始设立自己的一系列研究中心，对包括 AZT 在内的各种假定有效的新艾滋病药物进行评估和测试，这些都由所长福奇直接领导。创建新的研究中心需要一些时间，因为一系列的新研究提案以及项目负责人都需要通过审核，而大多数艾滋病病人耗不起的恰恰就是时间。

艾滋病患者权益活动者詹姆斯（John James）在旧金山创办了一份通讯，名为《艾滋病治疗通讯》（*AIDS Treatment News*），它后来成为美国最重要的支持艾滋病患者权益活动的出版物。而詹姆斯原为一名计算机程序员，并没有接受过任何正规的医学或科学训练。

在《艾滋病治疗通讯》第三期的报道中，詹姆斯称，大规模的 AZT 试验还要等好几个月，即便一切顺利，至少还需两年时间医生才能开出 AZT 的处方。他估计，按 1 万人 / 年，且预计每年翻一番的死亡率，两年的推迟将意味着，其中 3/4 本可以通过该药物而挽救生命的艾滋病患者，因迟迟等不到药而死去。

在詹姆斯看来，同性恋权益活动人士和艾滋病组织面临着一个新的任务：

> 到目前为止，基于团体的艾滋病组织并未涉及治疗问题，也很少跟踪事态的发展……我们有独立的情报和分析，可以发挥特有的影响力，使试验性治疗顺利进行。迄今为止，我们并未施加压力，因为**我们一直信赖专家**，认为他们会向我们解释当前的状况。他们告诉我们不要制造麻烦。现在，既然追逐利润的公司、想宣示权威的官僚、不想惹上事端的医生都坐在了一起，那么，想要保住性命的艾滋病感染者也应该参与其中。（Epstein，195；黑体强调格式是笔者后加的）

詹姆斯认为艾滋病研究者并不无能也不邪恶，他们不过是太拘泥于自己的专业，同时太依赖官僚化的资金来源，因此无法全面、客观地呈现事态的发展。詹姆斯相信，非专业的社会活动人士自己就可以成为专家：“非科学家们可以比较容易地把握治疗方法研究方面的问题，这不需要生物学或者医学的深层次背景知识”（转引自 Epstein，196）。我们将看到，詹姆斯的乐观并不完全是盲目的。

与此同时，AZT 的 II 期测试开始了。1986 年 9 月 20 日，一项提前结束的重要试验成为头条新闻。AZT 效果极为明显，以至于不对安慰剂对照组实施该治疗被认为是不道德的。美国助理卫生部长温德姆（Robert Windom）博士告诉记者，AZT“很有希望延长某些艾滋病病人的寿命”（转引自 Epstein，198）。他还督促美国食品与药品监督管理局尽快考虑批准使用 AZT。在美国食品与药品监督管理局和美国国家卫生研究院的支持下，宝威药厂宣布，将对最近 120 天内感染最致命的感染性疾病卡氏肺囊虫肺炎（一种特殊的致命肺炎）的艾滋病患者，免费提供 AZT 药物。许多艾滋病病人和医生认为这个标准太过武断，该公司迫于压力，将计划推广至任何时间感染卡氏肺囊虫肺炎的 7 000 名病人。

1987 年 3 月 20 日，距离最初测试不过两年，美国食品与药品监督管理局就在没有进行 III 期试验的情况下批准使用 AZT。AZT 治疗的花费为一年 8 000 到 10 000 美元（这意味着它只能在富裕的西方国家使用），宝威药厂毫无疑问从该药中获得了数百万美元的利润。

均势

提早结束 AZT II 期试验给研究者们带来了一个难题：人们更快地用上了 AZT，却失去了在对照条件下对其长期效果进行评估的机会。在临床对照研究中，无法确定哪一组接受的治疗方法更好的状态，被称为“均势”（equipoise）。如果其中一种治疗明显优于另一种，那么继续进行试验是不符合伦理的。在 AZT 的例子中，II 期试验就被美国国家卫生研究院的数据安全监察委员会（Data and Safety Monitoring Board）提前解除了“盲态”。他们认为均势已不存在：统计证据表明两组间有治疗差异。

“均势”这个理念听起来很好，但在实践中其实现的难易程度仍不明确。研究者真的曾处于纯粹的不确定状态吗？即使在对照试验的开始，也一定有证据证明该药的有效性，否则根本不用进行测试。索尔克（Jonas Salk）遇到的窘境就是个有名的例子。他对自己新的脊髓灰质炎疫苗信心十足，于是反对进行双盲安慰剂试验。他认为进行这样的试验意味着，一些人将不必要地感染脊髓灰质炎。其他研究者对索尔克的观点提出了异议。他们称，如果不进行这种试验，该疫苗就无法获得医生和科学家的广泛信任（Epstein，201）。显然，“均势”的理念涉及社会和政治上对药物可靠性的复杂评价，并且，这些评价是由**研究者**代**病人**做出的。

病人与死亡人数

病人在临床试验中不是被动的试验对象。在美国，病人一直将临床试验作为尽早获得试验药物的途径。艾滋病患者权益活动人士总是一离开试验台便透露了新药物的信息，于是病人们纷纷强烈要求加入艾滋病的临床试验。

关于 AZT 试验，有两个方面尤其令艾滋病患者权益活动人士感到不安。第一，由于对照组使用了安慰剂，这意味着从长远来看，判断试验成功与否的唯一标准是安慰剂组的死亡人数是否高于另一组。说白了就是，一个成功的试验需要足够数量的病人死亡。他们认为这样是不符合伦理的。第二，这些试验严格规定，受试者禁止服用任何其他药物，哪怕是可能预防致命的机会性感染的药物。他们针对这类规定提出了批评。

从事这些试验的研究者很快指出，使用安慰剂常常是了解新药药效的最快途径，因此从长远来看可以挽救生命。他们引用了一些新药的保险索赔案例，案例中的新药在之后的随机对照试验中被证明是无效的，有时甚至有害。艾滋病患者权益活动人士则在回应中指出，在对照试验中还有其他不使用安慰剂的选择，例如，治疗组的数据可以与其他相同背景的艾滋病病人的数据进行比较，接受试验的病人也可以与自己从前的医疗记录进行对比。当时，这些方法正越来越多地在癌症研究中被采用。

随着针对绝望病人的地下艾滋病药物供应越来越兴盛，“完美的临床对照试验”的理想方案又有多精确呢？尽管研究者进行了独立测试以确保病人的依从性（如检测病人血液中禁止使用的药物等），并表示一般情况下病人能遵守试验方案，但现实中的艾滋病试验却有与之不同的传言。以下是爱泼斯坦对状况的描述：

> 流言开始从各处传出：一些病人通过与其他受试者混合药物来减小他们得到安慰剂的风险。在迈阿密，患者学会打开胶囊，通过品尝胶囊中的药物，辨别出这是苦味的AZT还是甜味的安慰剂。宝威药厂的研究部主管巴里（David Barry）博士难以置信地抱怨，该公司还从未有过受试者在安慰剂对照试验中打开胶囊的先例，并迅速要求药剂师们将安慰

剂做得跟AZT一样苦。但随后有报道称，在迈阿密和旧金山，都有病人将他们的药丸拿到当地的药剂师那里做检验。(Epstein，204)

重新定义医患关系

病人的“不依从”一直是医疗专业人员头疼的问题，而在艾滋病的案例中，病人表现得更加激进。病人——他们更愿意被称作“艾滋病病毒感染者”——正通过重新协商将医患关系定义为一种更加平等的协作关系。20世纪六七十年代女权主义女性健康运动和自助运动为之做出了榜样。加上同性恋团体当中有许多同性恋医生（有些为HIV阳性），这样一种重新定义可以被视作代表了医生与患者双方的利益。

新的合作关系意味着，患者必须开始了解生物医学的语言。患者中许多人受过良好的教育（尽管不是自然科学），这无疑对此有帮助。一名艾滋病患者是这样描述这一历程的：“我越来越多地开始亲身实践，不断去打扰我认识的所有医生。任何解释对我而言，都不会太过于专业，因此，哪怕需要打电话问遍所有认识的人，我也想弄个明白。在学校时，我一心扑在文科上，理科成绩从来没有高于C，但现在我泡在实验室里，变得像一个医学预科生那样想要得到A。一天一天过去，这些难懂的知识和冰冷的数据渐渐变成了一种动人的语言。”（Epstein，207）

医生是这样见证同一过程的：“你告诉一些年轻人，你将在他的胸口打点滴，他会回答：‘不，医生，我不想在我的锁骨下动脉[2]进行灌注，灌注才是你要做的事情的准确说法。’”（转引自

Epstein，207）随着艾滋病患者掌握了越来越多关于该病的知识，在临床试验中，已越来越难将他们的“患者”或“受试者”角色与“合作研究者”角色区分开来。

1987年，当人们发现AZT和其他抗病毒药物在任何早期症状出现之前使用可能效果更好后，社会活动人士对安慰剂试验的批评卷土重来。当时，一些关于AZT的早期使用的临床试验开始进行，并使用安慰剂组作为对照组。这些试验的研究者们认为，在这种情况下，AZT潜在的毒副作用可以中和对安慰剂的批评。由于如此早就使用AZT是否有效还不确定，而安慰剂组**不会**受到AZT的任何毒副作用影响，这对受试者的健康来说或许实际上是有益的。然而患艾滋病的受试者们对此却有不同看法，尤其是对他们在试验过程中不能接受正常的药物治疗这一点，意见更大。一名发现自己在安慰剂组的受试者说道：“去他们的，他们只是袖手旁观，一直等到我染上卡氏肺囊虫肺炎或是别的什么病。如果他们就是想让我为科学献身，我可不同意。”（转引自Epstein，214）此人同时也公开承认，试验期间他曾经偷偷服用地下艾滋病组织走私进来的违禁药物。病患权益支持团体中的医生对重症病人因试验而被禁止服药的苛刻规定感到震惊，并对这些试图摆脱同时身为患者和受试者困境的社会活动者更加同情。

基于团体的试验

病患群体和患者权益支持团体中的医生最终找到了一个简单而激进的解决方法：他们开始合作，设计自己的试验。这样可以避免那些官方试验不得不面对的官僚式的拖沓，也可以避免伦理上遭到质疑的安慰剂的使用。另外，由于医生与患者之间关系密切，他们有希望保证更好的配合。20 世纪 80 年代中期，位于旧金山和纽约的两个基于病患权益团体的组织，不顾官方的质疑，开始了新药物的试验。这样的自主研究尤其适合于那些不需要高科技医疗设备的小规模试验。此外，他们还意外地获得了制药公司的支持，因为这些公司对美国国家过敏症与传染病研究所官方试验中官僚式的拖沓越来越不耐烦。

第一批基于团体的成功试验中，包括了用于卡氏肺囊虫肺炎治疗的戊烷脒气雾剂的试验。美国国家过敏症与传染病研究所原计划对该药进行测试，但准备工作就耗费了一年多时间。当时患者权益活动人士恳请该研究所所长福奇起草批准该药物的联邦指导准则，福奇以缺乏证明其有效性的数据为由拒绝了该要求。患者权益活动人士在会后宣称："我们只好自己进行试验了。"他们的确做了试验。旧金山和纽约的基于团体的研究组织拒绝该研究所的资助，在没有使用安慰剂的情况下对该药进行了试验。1989 年，美国食品与药品监督管理局对数据仔细审查后，批准了戊烷脒气雾剂的使用。该局仅仅基于来自病患权益团体的研究数据批准一种药物，在历史上还是第一次（Epstein, 218）。

毫无疑问，患者权益活动人士与医药公司及违规试验者的非常结盟，对美国食品与药品监督管理局的压力越来越大。但这些都不能抹去患者权益活动人士在科学上所取得的成就。这些成就的重要性在于，它们关系到我们对科学专业知识的看法。作为一个非专业的组织，他们不仅能够在艾滋病科学领域获得足够的专业知识，并且在医生的帮助下，有能力去参与和开展自己的研究。

而且，他们的研究获得了美国最权威的科学和法律机构之一食药监局的认可。

第二部分

回溯了艾滋病患者权益活动人士参与研究的早期历史，并列举了他们最初的一些主要成果之后，现在我们将在第二部分中讲述，他们如何使自己的专业知识越来越多地写入临床试验的科学观点之中。我们将会看到，他们提出的关于临床试验的激进的批评，最终得到了公认，这标志着关于"这样的试验该如何进行"的医学观点，发生了显著变化。

艾滋病权力解放联盟

20 世纪 80 年代中期，一个由艾滋病患者权益活动人士组成的新组织——艾滋病权力解放联盟（ACT UP）登上了舞台的中心，并迅速在纽约、旧金山及美国其他大城市建立了分会。截至 90 年代，ACT UP 已成为艾滋病患者权益支持团体中最具影响力的组织，并发展到欧洲、加拿大、澳大利亚的一些城市。

ACT UP 实行着激进的街头政治："不能坐视不理"。1988 年秋，在哈佛医学院开课那天，ACT UP 举行了一次极具代表性的示威游行。他们穿着病号服、戴着眼罩和锁链，一边向人行道喷洒人造血，一边齐呼："我们蔑视哈佛崇拜的'好科学'！"这些活动人士向哈佛的学生展示了一堂嘲讽式的艾滋病基础课概貌，其中包括以下主题：

- PWA（People With AIDS，艾滋病病毒感染者）——是人还是小白鼠？
- AZT——它毒性大，又不能治愈艾滋病，为何还要为它消耗90%的研究资源？
- 哈佛的临床试验——受试者是真正自愿的，还是被强迫的？
- 医学精英论——追求完美的科学会不会毁灭我们的社会？（Epstein, 1）

ACT UP的政治立场之一是，忽视艾滋病是一种种族屠杀。由于里根政府的漠视与强硬，艾滋病蔓延开来，而除了高毒性的AZT，当时没有任何治疗方法。ACT UP的首要抨击目标之一便是美国食品与药品监督管理局——艾滋病患者权益活动人士根据该局缩写FDA称其为"联邦死亡局"（Federal Death Agency）。1988年10月，抗议活动达到了高潮，上千名示威者聚集在食药监局总部，其中200人被戴着橡胶手套的警察逮捕。接下来，媒体的关注以及与食药监局的谈判表明，政府首次认识到了艾滋病患者权益活动人士所诉情形的严重性与对现状理所当然的不满。

与其他社会活动人士的抗议运动如支持动物权利的运动不同，ACT UP并未将科学机构视为敌人。在公开场合下，他们通过引人关注的抗议活动向科学机构施加压力；而私底下，他们十分愿意与科学家们商讨自己的情况。的确，他们将越来越多的注意力转向了科学家们。尽管美国食品与药品监督管理局曾是传达大众观点的重要代表，但是现在真正重要的是，如何接近美国国家过敏症与传染病研究所和美国国家癌症研究所，并说服他们以另一种方式开展临床试验。这意味着与食药监局所谓的“好科学”打交道。

谈谈好科学

《艾滋病治疗通讯》在1988年宣布了新的计划，其中写道：“更重要的问题是，什么治疗方法确实有效，以及如何迅速高效地收集、评估和利用证据”（转引自 Epstein，227）。

接下来的三年里，艾滋病患者权益活动人士制定了三管齐下的战略：（1）督促美国食品与药品监督管理局加快新药批准的速度；（2）拓宽临床试验之外新药的获取途径；（3）改革临床试验，使之“更人性化、[与实际情况]更紧密相关，并且更能得出可靠的结论”（转引自 Epstein，227）。后面两点充分代表了对临床试验标准思路的创新。在此之前，吸引患者参加临床试验的一般做法是创造能有效贿赂患者的条件：在临床试验之外，试验药物被严格限制使用。而艾滋病患者权益活动人士认为，这种限制导致了临床试验面临许多困难。正如德莱尼所指出的：

> 限制政策……本身正在破坏我们进行临床试验研究的能力……全国的艾滋病研究中心都指出，普遍存在病人同时使用其他药物的情况；频繁作弊，甚至通过贿赂争取参加试验；互相混用药物来分担和减少获得安慰剂的风险；获知身处安

慰剂组后立即退出……导致这些行为的直接原因是，患者不得不将参与临床试验视为获得治疗药物的唯一选择……如果患者还有其他获得药物的途径，就不必被迫来参加临床试验。而留下来的志愿者将更可能成为理想的受试者。他们参与研究，不再仅仅是为保住性命而孤注一掷。(Epstein, 228)

这是一段巧妙的论述，因为他没有否定临床试验，而是提出了使这些试验更为可靠的方法。要推行这个观点，艾滋病患者权益活动人士就需要越来越多地进入科学和医学的专业领域——实际上，他们不得不告诉医疗机构怎样更好地进行他们的试验。

我们曾经说过，艾滋病患者权益活动人士起初往往没有任何科学背景。令人惊叹的是，他们很快获得了一种新的声誉。在医生和科学家看来，他们获得了关于艾滋病及其治疗方法的丰富知识与专业技能。执业医师是最早接触到这批新专家的人群之一。很快，艾滋病患者权益活动人士发现这些医师开始向**他们**咨询。纽约市买家俱乐部总监这样说道："我们刚起步时，纽约市区可能只有 3 个医师愿意向我们点点头……但是现在，每天电话要响 10 次，那头准是一个医师想征求建议，[向] 我 [征求建议]！我只是个歌剧演员。"（转引自 Epstein，229）

当然，一些艾滋病患者权益活动人士有医学、自然科学或药理学背景，他们很快成了新成员必不可少的老师。但是大多数领袖人物在科学上完全是门外汉。ACT UP 纽约治疗与数据委员会（Treatment and Data Committe）主任哈林顿（Mark Harrington），和许多活动者一样，学的是人文学科。在加入 ACT UP 之前，他是一名编剧："我和科学背景的唯一关联，是小时候我父亲一直订阅《科学美国人》（*Scientific American*），我也曾经读过。所以，我对科学没有恐惧感，这种恐惧感我想很多人都有。"（转引自 Epstein，230）哈林顿曾经熬了一个通宵，将他需要理解的专业词汇罗列成一张表。这张表后来成了一份 53 页的术语表，分发给 ACT UP 的所有成员。

其他艾滋病患者权益活动人士最初接触到医学科学的专业术语时都不知所措，但大多数人表示，这就像学习任何新文化或语言一样，只要坚持的时间够长，一切就会慢慢变得熟悉。莱恩（Brenda Lein），一名旧金山的患者权益活动者，这样描述她第一次走进 ACT UP 一次地方会议时的情形：

> 我走进那扇门，顿时觉得头脑发懵，只听见缩写词四处横飞，不知道他们在说**什么**……汉克［·威尔逊］走进来，递给我一沓大约 30 厘米厚的资料［关于粒细胞巨噬细胞集落刺激因子］，说道："喏，拿去读。"我看了一眼，拿回家，一直在房间里读……我不得不说，我一点儿也不懂。但是读了大概十遍之后……哦，这就像一种亚文化，不管是冲浪，还是医学，你得理解它的行话。不过只要你耐着性子读完，就会发现它其实并没有那么复杂。所以，一旦我开始理解这种语言，它就变得不那么可怕了。（转引自 Epstein，231）

患者权益活动人士使用各种方法来融入科学，包括参加科学会议、阅读研究计划、向团体内外的具有同情心的专家们讨教等。

他们经常使用的一种策略被一名活动人士称为“逆向学习”，即从某一具体的研究方案入手，再回过头去学习药物的机制等任何所需的基本知识。他们认为，他们必须会说期刊文章和会议中使用的语言，这是他们能参与其中并发挥作用的必要条件。换言之，他们发现，必须在权威专家的地盘上挑战那些专家。在这方面，他们似乎大获成功—— 一旦研究者们习惯了他们不寻常的出现之后。爱泼斯坦这样记述莱恩的经历：“‘我就这么走进去……一只耳朵上戴了七个耳环，剃着莫西干头，还穿着我破烂的旧夹克。人们的表情就像在说，噢，天啊，一个无知的街头活动者……’但是当她开口说话，证明了她有水平参加会议讨论时，莱恩发现，不论有多么不情愿，研究者们往往还是严肃地回应她提出的问题。”（Epstein, 232）

一名临床试验的权威人士则讲述道：“他们来了大约 50 人，并拿出他们的表来回晃，以表明他们的时间正在一点点流逝……我敢打赌，纽约的 ACT UP 成员读过我写的所有东西……而且他们会引用任何有利于他们的内容。那真是一段难忘的经历。”（转引自 Epstein，232）

毫无疑问，一些艾滋病科学家最初遇到患者权益活动人士时，对他们带有敌意。有报道称，HIV 的发现者之一加洛（Robert Gallo）曾说过：“我不管你们叫 ACT UP、ACT OUT，还是 ACT DOWN，你们对这些事情绝对没有任何科学上的了解。”（转引自 Epstein，116）而后来，加洛提到活动者德莱尼时称，他是“我一生当中遇到的印象最深的人之一，不论在什么领域……我们这里不止我一个人说过实验室用得着他”。加洛形容，在某些治疗方面，艾滋病患者权益活动人士的科学知识水平“高得让人难以置信”：“有时候他们所知之多，其中一些人之聪慧，简直让人害怕。”（转引自 Epstein，338）

艾滋病患者权益活动人士开始获得盟友

到 1989 年，艾滋病患者权益活动人士开始说服一些最权威的科学家相信他们描述的情形。美国国家过敏症与传染病研究所所长福奇本人开始与他们对话。福奇在接受《华盛顿邮报》采访时说：“刚开始，那些人对我们统统反感……这种反感也是相互的。科学家们说一切试验必须受到限制，严格控制并且不能操之过急；同性恋团体说我们的繁文缛节是杀人不见血的刀。当这些争论平息之后，我们意识到，他们的批评中有很多是完全有根据的。”（转引自 Epstein，235）在 1989 年 6 月于蒙特利尔召开的第五届国际艾滋病会议上，艾滋病患者权益活动人士的主张终于得到了重视。抗议者扰乱开幕式，向某些追逐利润的医药公司示威，并用正式墙报表达了他们关于药物规范和临床试验的观点。艾滋病患者权益活动的核心人物与福奇见了面，并且争取到了他对“平行路线”（Parallel Track）主张的支持。根据该方案，临床试验进行的同时，不愿参加试验的患者也可以获得试验药物。原本科学家们担心，这意味着参加试验的患者人数将减少。而实际上，在“平行路线”的主张被采纳后，患者依然前来登记参加试验。

艾滋病患者权益活动人士还对随机对照试验的一些正式法规表示了怀疑。仍然是在蒙特利尔会议上，纽约的 ACT UP 组织准备了一份对美国国家过敏症与传染病研究所试验提出批评的特别文件，继而带来了一个关键性的突破。这些试验的首席生物统计学家埃伦伯格（Susan Ellenberg）回忆她去拿这份批评文件的情形时说道："我走进院子，那群人就在那儿，穿着紧身衣，戴着耳环，还留着古怪的发型。我几乎害怕了，非常犹豫要不要走过去。"（转引自 Epstein，247）

埃伦伯格阅读完这份文件，惊奇地发现自己同意他们的部分观点。回到实验室后，她立即召开了一个会议，与医学统计学家们进一步讨论这份文件。这显然是一个不同寻常的会议。正如她本人所说："我从来没参加过这样的会议。"（转引自 Epstein，247）

另一名与会者说："我想任何一个站在窗外看我们开会但听不到谈话内容的人，都不会相信这是一群统计学家在讨论应该如何进行试验。大家都异常兴奋，也存在着巨大分歧。"（转引自 Epstein，247）

这些统计学专家被艾滋病患者权益活动人士的观点深深打动，后来竟邀请 ACT UP 以及其他团体组织的成员参加他们的例会。争论的核心在于，将杂乱的临床实践现实状况纳入考虑的"实用的"临床试验方法，在科学上是否可取。艾滋病患者权益活动人士加入了生物统计学专家无休止的争论——临床试验应当是"严格的"还是"实用的"。"实用的"临床试验倾向于，试验应该尽力反映出现实世界的无序和通常情况下临床病人的混杂。这个想法对一些具有癌症试验经验的生物统计学专家而言并不陌生，因为在癌症试验当中，关于试验方法论，已经建立了各种更加灵活的思考方式。而"严格的"试验则倾向于"纯净的"试验设计，即采用特征相同的组进行试验。这种方法的问题在于，尽管它可能得出更“纯净的”定论，但是这个定论或许并不适用于现实中的医疗实践，因为患者可能会同时服用多种药物。

外行专家的专业知识

患者权益活动人士拥有哪些特殊的专业知识呢？还是说，他们仅仅拥有政治力量？科学家在工作中，总倾向于避免政治的干预，尤其是非专业局外人的干预。患者权益活动人士若没有专业知识可贡献，那他们的政治活动只会让科学家对他们更加冷漠。

患者权益活动人士之所以有影响力，就在于他们的确具有并发挥了他们的专业知识。首先，他们对于艾滋病患者的需求有着丰富的经验，这意味着他们了解受试者为何参与试验，也知道如何更有效地劝说受试者服从试验计划。福奇将其描述成“一种非凡的直觉……知道什么对于这个群体是可行的……也许比研究者更清楚什么是可行的试验”（转引自 Epstein，249）。患者权益活动人士同时也扮演着可贵的中介角色，如向携带 HIV 和患艾滋病的人们解释特定试验的利害关系。

但他们的专业知识还不止这些。患者权益活动人士能够通过学习科学的语言，将他们的经验转换成对临床试验标准方法论的有力批评。他们将批评以科学家能够理解的形式表达出来，这使得科学家不得不予以回应。这是《脱离控制的勾勒姆》中写到的坎布里亚羊农们无法办到的。患者权益活动人士是幸运的，因为在他们提出忧虑的同时，一些生物统计学专家也正得出大体相似的结论。

患者权益活动人士与科学家之间的合作，最吸引人的方面是双方的互相妥协。例如，当患者权益活动人士得知更多关于临床试验的细节后，他们开始认识到，在某些情况下安慰剂试验可能是有价值的。因此，在1991年的一次专题讨论中，艾滋病患者权益活动者艾戈（Jim Eigo）承认，他起初认为安慰剂试验毫无必要，但现在认识到在某些情形下使用安慰剂是有好处的，尤其当进行一个短期试验就可以迅速回答一个重要问题时。

原本艾滋病患者权益活动人士倾心接受“和现实世界一样杂乱”的临床对照试验模式，但后来，其中一些人因在现实中开展了真正的试验而改变了原有看法。“项目知情”的创建人德莱尼，在进行了一项不使用任何安慰剂的有争议的临床试验后承认：“事实上，得出结论所用的时间确实比我设想的要长得多。”（转引自Epstein，258）

“教老狗学新招”

患者权益活动人士一向主张临床试验应更多地为病人着想。1990年10月，在《新英格兰医学杂志》上连续发表的两篇“宣传”文章，标志着他们的成功。其中一篇由一群权威的生物统计学专家共同撰写，文中主张改革美国食品与药品监督管理局审批程序，取消对参加临床试验的人群同质性的要求，同时呼吁更加灵活的准入标准。文章最后号召患者加入临床试验的设计。另一篇出自一位著名的斯坦福大学艾滋病研究者之手，文章标题为“你**可以**教会老狗新招数：艾滋病试验如何开创新战略”。文中同样讨论了灵活性，以及怎样保证各试验相关机构都能使病人获益。医学伦理学家很快表示，支持这个关于如何进行艾滋病试验的新共识。并且事实上，试验中已经开始使用最早由患者权益活动人士建议的研究方案。后来，美国国家过敏症与传染病研究所为试验招募的受试者越来越多样化，这标志着患者权益活动人士的另一个胜利。

下一届艾滋病国际会议到来时，患者权益活动人士已经获得了艾滋病研究机构的充分认可，他们开始站在讲台上发言，而不再只是在最后一排大声喊叫（Epstein, 286）。在会议的一次演讲中，福奇宣称："关于临床试验，他们中的一些人所了解的，比许多科学家所能想象的更多。"（转引自 Epstein，286）

患者权益活动人士在使用科学语言上的成功也带来了一个矛盾的结果：新患者权益活动者与老患者权益活动者之间越来越疏远。的确，"外行专家型"和"完全外行型"患者权益活动者之间出现了裂隙和矛盾。一名纽约的患者权益活动者反映说："在学习曲线上，人们位于完全不同的位置……曲线这头可能是患有艾滋病、了解艾滋病，但对艾滋病研究**一无所知**的人——什么都不懂，既没见过临床试验，所居住的城市也没有进行过临床试验。而另一头，则是哈林顿和德莱尼这些人。"（转引自 Epstein，293）

以科学的"勾勒姆模型"为前提，这种专业知识上的区分正如我们所预料。专业知识不易在实践中获得，一些患有艾滋病的人可能对该病对于患者的影响了如指掌，但这不足以使他们成为临床试验方面的专家。引起科学家注意的是患者权益活动人士特有的专业知识。如果新患者权益活动者想带来任何影响，他们也同样需要成为专家。

随着对艾滋病科学领域了解的不断深入，一些艾滋病患者权益活动人士在谈及治疗方法的评估时，甚至“比科学家更加专业”。在一个著名的案例中，知名患者权益活动者们斥责一名权威艾滋病研究者篡改数据，因他试图在试验后将样本重新分组以验证试验效果。一些患者权益活动人士拒绝支持艾滋病替代疗法，还有一些人为了接受正规的科学教育甚至报名进入医学院学习。

患者权益活动人士并非完全一致，不同组织之间及组织内部都存在分歧和矛盾。比起旧金山的组织，纽约的患者权益活动人士被认为更支持正统科学。但即使是纽约的患者权益活动人士也一直坚称，他们外行专业知识的核心在于，他们是这个与艾滋病共存亡的团体的一部分。正是在患者的世界里获得的经验让他们掌握了特有的知识，这些知识连医学专家都不可能获得，除非他们自己患有艾滋病，或者是同性恋团体的一员。

在整个20世纪90年代，尽管患者权益活动人士也持续在其他问题上做出贡献，如讨论关于组合疗法、替代标记物评估艾滋病严重性的作用等，但他们最辉煌的胜利是在临床试验领域。实际上，这群外行成功地重新规范了临床研究中的科学行为，改变了思考方式和研究方式。

他们的成功告诉我们，科学活动不仅仅是正规的科学家才能从事的。外行也至少能在科学和技术的部分领域获得专业知识，就像他们能学会疏通管道和木工活、获得法律和房产方面的知识一样。在某些领域，他们或许已经比正规专家拥有了更多相关经验。但正如我们在本章中所看到的，关键问题在于，怎样使这些专业知识获得相应的认可，艾滋病患者权益活动人士最大的成就正在于他们获得了这种认可。

第八章

疫苗接种与父母的权利
——麻疹、腮腺炎、风疹与百日咳

没有什么比儿童的疫苗接种更能体现个人选择与集体利益的矛盾了。人群中较彻底的疫苗接种能够从根本上消灭某些疾病，天花的可怕威胁就是这样从地球上消失的。而且天花被根除得十分彻底，只要用试管保存天花病毒的那一两个地方不发生事故或遭到恐怖袭击，或者病毒不再重新出现或重新传播入人群，就再没有人需要接种天花疫苗。不过要根除一种疾病，只需人群中大多数人口接种疫苗，而不是100%。所以，如果你个人不喜欢接种疫苗，你只要等待足够多的人接种后产生的“群体免疫”来为你提供保护。不幸的是，持这种观点的人越多，根除这种疾病的希望就越小——群体免疫就越难以实现，因为留在人群中的潜在携带者将越多。

这是一个经典情形，其逻辑类似于著名的“囚徒困境”：你永远不能确定怎样做能使自己的利益最大化，是径直要求自己想要的，还是稍微要求少一点——最终结果完全取决于其他人的做法。假设有两名彼此不能交流的囚徒，每个人都被告知：“如果你背叛另外一个人，而他／她却没有背叛你，那么你将被释放，而他／她将被囚禁10年；如果你背叛对方，他／她也背叛了你，那么你们都将被囚禁10年；如果你们都没有背叛对方，那么你们都将被囚禁 1 年。”设想接种疫苗相当于 1 年监禁，而感染疾病为 10 年监禁。如果每个人都接种疫苗，则等于每个人都被囚禁 1 年；如果没有一个人接种疫苗，则所有人都被囚禁 10 年；如果其他人都接种疫苗而你没有，你则被释放。

麻腮风三联疫苗

在麻腮风三联疫苗的接种中，实际情况比“相当于 1 年监禁”要可怕得多。当有一组案例显示，麻腮风疫苗的接种会引发孤独症时，任何父母都宁愿在监狱待 1 年，也不愿自己的孩子得上孤独症。如果你为人父母，又怎会自愿让自己的孩子接受可能对他 / 她的生活产生如此破坏性影响的接种呢？

然而，比起将你的孩子置于孤独症的危险之中，是否存在更糟的事呢？有没有相当于“10 年监禁”的状况呢？答案是确实存在，那就是患上麻疹。在少数情况下，麻疹会导致严重的脑部损伤。至于是否任何一起脑损伤都比孤独症更糟，还很难说，一般说来这取决于每个病例的严重程度。但是，你的孩子因染上麻疹而受到脑损伤的可能性，要大于因接种麻腮风疫苗而患上孤独症的可能性。

当然，理想的状态是两者都能避免。如果你拒绝麻腮风疫苗的同时，有足够多的人接受了疫苗而抑制了该传染病，那么你就实现了这种理想状态，也就是完全不用服刑。问题在于，如果太多的父母持有这种想法，又暴发了麻疹疫情，那么你拒绝接种疫苗的行为可能导致许多孩子患上麻疹以及脑损伤，而你自己的孩子得麻疹的概率也将变大。

为了将情形简化，以上讨论忽略了一个更深层的问题，即麻腮风疫苗接种之后，究竟是否存在患孤独症的风险。我们已知的情况是：一些儿童在出生后最初几年，即一般麻腮风疫苗接种时间前后，开始出现孤独症的症状。考虑到这些儿童患上孤独症与接种麻腮风疫苗发生在同一时期，孤独症发病可能先于也可能后于疫苗接种。对于那些孤独症先于疫苗接种发作的情况，人们靠常识判断得出，孤独症不可能导致麻腮风疫苗接种。相反，对那些接种疫苗后出现孤独症症状的病例，认为疫苗接种导致了孤独症，却被认为是合情合理的。如果两者间可能有因果关系的观点传播开来的话，父母们则更加有可能将纯粹的时间先后关系视为因果联系。如此一来，不论存不存在因果关系，父母们都很容易相信，他们孩子的孤独症是之前的疫苗接种所致。

在最近的麻腮风疫苗恐慌案例中，一些记者更增添了父母们的焦虑。这些记者为了使报道更"平衡"，将父母们的观点摆到了与专家同样重要的位置，试图将这个话题渲染成医学专家与父母们的对抗。因此，《西部邮报》（*Western Mail*）（宣称自己为"威尔士的全国性报纸"）2002年9月5日头版头条新闻的标题是：一位母亲称找到麻腮风疫苗与孤独症的新联系。新闻的前几段如此写道：

> 昨晚出现新证据，证明麻腮风疫苗与孤独症有关。
>
> 一名威尔士男孩的父母发现，他的血液和消化器官被麻

疹病毒感染。该病毒与三联疫苗中使用的麻疹毒株相同。他们担心该病会蔓延至大脑，使孩子的病情恶化。

这个男孩两岁时接种了预防麻疹、腮腺炎、风疹的三联疫苗，之后不久被诊断出患上孤独症和严重的肠道疾病。昨晚，他住在纽波特附近的母亲称，她相信只有他幼时接种的疫苗可能导致他感染麻疹。

这位女士说："我们心里多少有数，因为就我所知，除了通过这种疫苗，他从未接触过这种麻疹毒株。"

经过专家检验发现，该病毒与麻腮风疫苗中使用的麻疹毒株一致。现在，这个男孩的疾病势必会引起其他被要求给孩子进行三联疫苗接种的家长们的担忧。

这位女士一直坚称，她儿子的病是由麻腮风疫苗的不良反应造成的。

在任何相关的科学研究结果发表之前，这个因果联系存在的初步医学证据，实际上由于家长们如上的担忧而得到了补充。在第一篇以此为主题的科研论文中，作者们［主要作者是韦克菲尔德（Andrew Wakefield）］感谢"家长为这些研究提供了原动力"。[1]这篇论文阐述了 12 个孩子的案例，他们在接种麻腮风疫苗之后均出现了行为异常，其中 8 个案例中的家长或医生注意到了这种联系。在这 8 例报告中，疫苗接种与症状出现之间的时差分别为：1 周、2 周、48 小时、"立即"、1 周、24 小时、2 周和 1 周。不难理解，这些烦恼的父母为了弄清自己以及孩子遭此悲剧的原因，会试图找出在孩子生活当中最近发生的最突出的事件。但是论文的作者承认，他们“不能证明麻腮风疫苗与所描述的症状之间存在联系”。这种证据的确不具有说服力。其实，论文主旨在于，试图建立肠紊乱和行为紊乱之间的联系。我们不知道这种联系的建立是否合理，即便合理，仍然无法证明接种疫苗与肠紊乱有联系。

由于缺乏从接种麻腮风疫苗到肠紊乱再到行为紊乱的合理的因果链——这个因果链在未来的许多年内都不大可能建立——我们就需要其他证据。这类“其他证据”的得出，需要通过对整个人群的数据而不是个案或少数案例的特征进行分析。换句话说，一旦我们掌握了背景数据——孤独症在总人口中发病的年龄跨度及分布、三联疫苗的接种模式，我们就可以探究，孤独症在疫苗接种后发病的案例是否明显多于接种前。并且，我们可以考察整个人群开始进行疫苗接种后孤独症发病模式的改变。

上面提到的那篇论文承认，有证据显示孤独症有遗传上的原因——患者中男孩多于女孩，并且同卵双胞胎同时患有孤独症的可能性大于异卵双胞胎。在进行人群统计分析后，论文作者韦克菲尔德认为，证据并未明确表明麻腮风疫苗与孤独症有因果联系，虽然许多人似乎认为这些证据证明了这种因果联系不存在。

流行病专家，即研究整个人群疾病发生率的专家，发现孤独症的发病率与麻腮风疫苗无正相关性。这有力表明，家长们是在错误地把时间先后归结为发病原因。当然，以统计为主的流行病学研究，不能排除很少很少一部分儿童确实受到疫苗影响的可能性。或许一两个家长是正确的，接种确实导致了他们的孩子患上孤独症。但即使他们的担忧确实有一些根据，有一点是基本确定的：将孩子暴露于像麻疹一类疾病中所带来的风险，比接种疫苗的风险要大得多。人群统计结果表明，接种疫苗所带来的风险微乎其微，而麻疹的风险则显而易见。

不管统计数据如何，家长们所担忧的事经过媒体添油加醋报道之后，又被宣传抵制所有疫苗（尤其是麻腮风疫苗）的网站放大了。2002 年 6 月，一次针对反疫苗网站的调查发现，这样的网站共有 22 家。[2] 调查者总结道，这些网站“表达了对疫苗安全的担忧以及对医学不同程度的怀疑。这些网站主要依靠渲染情绪来传达信息”。他们发现，55% 的网站登载了“关于儿童的煽情故事，说这些儿童是被疫苗所伤或所杀”（Wolfe et al., 3245），1/4 的网站收集了受害儿童的照片。正如调查者所说，“这些关于不确定的负面后果的图片，可能会使面临疫苗接种决定的父母感到不安”（Wolfe et al., 3247）。他们指出，现在可能大肆流行着这种图片，因为“以前随处可见的宣传疫苗好处的图片已经随着相关的疾病，如脊髓灰质炎，一起消失了”（Wolfe et al., 3247）。许多此类网站还关注强制接种疫苗的专制性，以及使用人工流产胎儿作为疫苗原料来源的伦理道德问题。

至 2002 年，韦克菲尔德——最早的关于反麻腮风疫苗接种运动论文的主要作者——在大约 5 年时间里一直在宣传反疫苗的理由，但未能从医学专家那里得到足够的支持。也就是说，韦克菲尔德宣称肠道中的麻疹病毒与孤独症有关时，有人支持这种观点，但他在一次新闻发布会上发表论断，称麻腮风疫苗本身可能是孤独症的致病原因时，却没有人同意。值得指出的是，韦克菲尔德了解流行病学方面的证据，但他依然建议家长道：让孩子接种麻疹疫苗，因为风险只与麻腮风三联疫苗相关。可以说，在这个关于麻腮风疫苗的案例中，实际上并不存在专家之间的争论，而完全是医学界和公众在记者与网络的推波助澜下展开的争论。

讨　论

关于麻腮风疫苗的争论是一个绝佳的例子，它阐明了医学科学界和公众之间在互动方面所存在的问题。也许有一天，我们可以清楚地了解疫苗怎样与我们的身体发生作用，正如“安慰剂效应”那章中所说的，也许有一天我们可以在细胞层面上认识疫苗，就像今天在单根骨头的层面上理解骨折一样。到那时，我们可能会发现，的确有一小部分人因为自身的遗传原因，会对疫苗产生一般人所没有的极端反应。虽然我们已知的流行病学上的证据告诉我们，这只会是个非常小的数字，但是，一旦我们能够确定这个子集中的每个成员，一切将发生改变。给这个小群体中的成员接种疫苗，无异于给一个患有致命坚果过敏症的人喂食坚果，我们决不会这样做。[3]

但是在未来的许多年里，我们不可能在基于每个个体的层面上理解疫苗带来的威胁。我们现在只有基于大量人口的统计医学，而这种医学让我们仍然不得不使用双盲对照试验和安慰剂。目前，我们除了依据所知道的来做出决定之外，别无选择。这在科学上也不是一个非典型的情况。正如我们在“勾勒姆系列”的另外两部中讨论过的，科学及技术上的争论常常要花几十年才有定论，而与此同时，关系到大众利益的决策的步伐必然要快得多。

有时候，在不确定的条件下，技术性决策采取“预防原则”。预防原则认为，如果某项技术革新的风险尚未完全确定，那么最明智的行动纲领是谨慎——什么也不做。在转基因食品及其他转基因生物的案例中，预防原则倒是一个有力的论调。它也许不能作为定论，因为转基因农作物可能会给第三世界的农民带来巨大利益，简单地什么都不做可能会导致第三世界人民死于饥荒，但它仍然有说服力。然而在疫苗接种这方面，预防原则对我们毫无用处。因为我们可以肯定，或者基本可以肯定，如果我们停止使用疫苗，流行病将会肆虐，而流行病带来的后果将比接种疫苗引发不良反应的后果更严重。[4]

但是，现在，我们仍然不得不集中精力关注家长们面临的选择，因为我们不可能等到对疫苗像对骨折那么了解的那一天。正如我们先前在序言中谈到的，医学的不确定性是亟待解决的问题，而有人此刻就得决定是否让自己的孩子接种疫苗。

就此而言，对大众负责的机构只能有一种做法。他们必须，至少在符合政治现实的情况下，鼓励或强制进行疫苗接种工作，以抵御危险疾病。没有科学证据显示，其他做法会使他们免受失责的指控。这些机构并不确定在那些少数案例中麻腮风疫苗和孤独症没有任何联系，只是所有被确认的证据——那些有望被证实为可靠的科学发现的零星证据，都指向“没有联系”的方向。这并不意味着对所有疾病或是倾向于对越来越多的疾病都接种疫苗是正确的，只是说，在麻腮风疫苗的案例中，政府似乎没有多少空间做其他选择。[5]

不过或许有。2002年2月6日上午8点30分左右，英国执政党工党的卫生部部长发言人和保守党的影子内阁部长，在BBC的《今日》(*Today*)节目中就这个话题进行了辩论。[6]工党发言人的观点与此处一致，他阐明了该党的观点：无论在英国还是任何其他国家，都没有证据显示麻腮风疫苗会带来任何危险，他们将继续执行现有的疫苗接种政策。影子内阁部长则持不同看法。他在证据方面同意工党的观点，但是他希望给予家长选择的自由。例如，一些家长要求的麻腮风疫苗替代方案之一，是将这三种疫苗分开接种。而工党对此表示反对，他们认为不存在任何证据使他们有必要改变政策，并且据推测，分开接种将使接种效率降低，因为成本增加、医生和家长耗费的时间增加、完全接受一种或多种疫苗的可能性降低（因为分别接种三种疫苗比一种更容易被遗忘）。而且，流行病发生的风险将会增加，因为一般来说，分开接种会使儿童接种这些疫苗的时间延迟，他们暴露于疾病风险中的时间也会相应加长。[7]

保守党发言人明确表示，该党仍然相信麻腮风疫苗是安全的，但是现在麻腮风疫苗的接种率太低，导致麻疹疫情正在蔓延。因此，他主张家长应该获得单独接种麻疹疫苗的选择权，以增加接种率，降低疫情暴发的概率。

在此我们发现，关于麻腮风疫苗的争论在某些方面不能被孤立对待。在英国，政府在科学问题上向来表现不佳，历届政府（多为保守党政府，因为保守党在1997年前连续执政17年之久）曾犯过一系列错误。保守党政府发言人格默（John Gummer）曾负责处理疯牛病（bovine spongiform encephalopathy，即牛海绵状脑病）暴发，他的壮举是在电视镜头前喂他年幼的女儿吃汉堡，以证明英国牛肉是安全的。每个 20 岁以上的英国人回想起这幕情景，都不由得忧心忡忡。保守党错了，后来证明疯牛病能以新变异型克-雅病的形式，跨越物种感染人类，并且到目前为止，它已经杀死并将继续杀死那些误食大量被感染牛肉的人。[8]当然，当政府保证核能发电厂和相关产业的安全性时，但凡有些头脑的人一个字也不会相信——政府在这个问题上也早就错了。因此，工党的政策——试图说服英国选民接受他们关于麻腮风疫苗安全性的观点，就因为之前的失败（包括他们自身对口蹄疫危机的不当处理，以及在转基因食品的问题上处于不被支持的立场）而变得更难成功。在当时的政治环境下，前几次失败的附带效应使得保守党的政策更加合理，尽管从科学角度来说，此政策名声欠佳。可以确定的是，英国选民喜欢在大规模的技术性决策面前拥有自己的选择。[9]在这种情况下，谁是对的呢？我们仅仅是列出这些观点，但是柯林斯认为，以这种方式列出这些观点其实是支持了工党的立场。尽管工党过去曾经有过失误，但在这种没有足够科学证据支撑的辩论中，尤其是在讨论大众健康问题如疫苗接种等情况时，将不了解科学的公众的观点正当化是很危险的。相反，平奇则认为我们作为分析者不应该做这种判断，其结果应留给公众通过正常政治程序来决定。[10]

家长们又会如何呢？如果提供选择，他们将怎么做呢？从表面上看，这里的结论有所不同。假如一个十分冷酷的家长一面怂恿他的每一位朋友和熟人相信，接种疫苗是唯一可行的政策，一面暗中拒绝让自己的孩子接种，而其他家长又容易受骗的话，这将避免囚徒困境中的惩罚，因为流行病不会发生。但是，怎么可能提出如此卑劣自私的策略呢？

无论如何，这个自私的策略从长远来看都将走向失败。那些研究过囚徒困境的人都知道，如果这种情况反反复复出现，其结论就会不同，会出现“**重复**囚徒困境”。也就是说，如果囚徒困境重复出现，久而久之每个囚犯都会了解对方会如何行动，如果对方一直都采取自私的行为，那么自私将成为标准做法。而长远来看，这对每个人都不利——每个人都背叛别人，每个人都被判十年监禁，流行病传播开来。

但这还只是理论，并且是从长远来看。如果科学证据能说服人们相信，“孤独症由麻腮风疫苗引起”实际上不成立，那么人们要做出不自私的行动就容易得多。既然如此，我们便不得不问自己那些棘手的问题。家长在做决定时可以运用什么样的专业知识？我们只能根据科学的专业知识来回答这个问题。但难免会有家长诉诸祈祷或宗教教义，咨询占星术士或神谕，或是求助于替代医学疗法的医师，而替代医学没有任何西方科学的依据，也没有进行过西方医学推崇的那种对照试验。我们只能将答案提供给那些认为自己所在社会的价值观与西方科学广泛一致的人们。（这并不意味着轻率地接纳西方科学所提供的一切，而是指，在所谈及的特殊情况的科学基础上，或基于预防原则，对西方科学所提供的东西予以拒绝，是可以接受的。当然，对科学本身的一概否认不在可接受范围之内。）那么我们就需要先知道，家长在为做决定而寻求指导时，能够获得什么样的专业知识。并且我们将假定，在某种情况下，他们所需要的是关于麻腮风疫苗导致他们孩子行为异常的可能性的证据。

笔者与百日咳

关于家长如何着手评估孩子进行疫苗接种的风险，我们正好有一些直接证据，因为本书的两位笔者都曾有类似的经历，但不是关于麻腮风疫苗，而是关于百日咳疫苗。柯林斯的情况可以很快说完：他的孩子们于 20 世纪 70 年代末和 80 年代初在英国接种了疫苗。当时，在家长中有许多关于疫苗危险性的讨论，但大多数人仍然认为疾病的危险更加可怕，于是让他们的孩子接种了疫苗。柯林斯夫妇也是这样决定的，并且他们的孩子都安然无恙。平奇家的情况要复杂得多。2002 年 11 月，柯林斯（十分咄咄逼人地）询问平奇夫妇的选择，随后做了详细记录。下面柯林斯将采用第一人称进行叙述，并将平奇夫妇作为研究对象，尽管平奇同时也是本书的共同作者。

关于平奇夫妇决策的案例研究

1992 年，居住在美国的平奇夫妇不得不决定，是否让他们才出生几个月的女儿接种白喉、破伤风、百日咳三联疫苗（简称白百破疫苗）。最终他们决定不接受常规接种方式，而选定了另一种方案：女儿 1 岁时接种白喉和破伤风的二联疫苗，1 岁半时与二联疫苗同时接种一种特殊的灭活百日咳疫苗（据说不良反应较小），2 岁时再重复接种一次。他们的决策根据和方式是下一个主题。我们在此详细记录这段经过，是为了借此反观麻腮风疫苗这个依然没有定论的话题。

平奇夫妇都是社会学家，都对知识社会学感兴趣，他们同在康奈尔大学任职。特雷弗·平奇是英国人。由于他是一名知识社会学家，所以不大可能被科学权威单方面的观点说服。但这并不意味着他有任何“反科学”倾向，而是他知道，在科学论断尤其是医学论断中存在的不确定性，比一些医生和科学家愿意承认的要大。并且，他体验过德国与英国的医疗保健制度，在这些制度下是否接受疫苗接种完全由家长选择，因此美国拒绝未接种疫苗的儿童入学这一政策让平奇心生怀疑。平奇夫妇还熟悉瑞士德语区的医疗制度，在那里，替代疗法，如顺势疗法等，比在英国或美国更为普及，并拥有更多合法性。在伊萨卡（康奈尔大学所在的偏远的乡村小镇），平奇夫妇发现，针对孕妇的正统疗法及替代疗法都各有其支持团体。于是他们在第一个孩子出生前，拜访了这些团体。一个在婴儿出生后仍然每周聚会的替代疗法支持团体，增加了他们对于白百破疫苗中百日咳疫苗成分的疑虑。

当我问平奇夫妇，他们做出推迟孩子接种疫苗这样一个表面上看来自私的选择究竟有何根据时，他们谈到了自己的研究，并且拿出满满一纸箱的旧宣传册和旧报纸，最早的出版于 90 年代初期和中期。这些都是他们当时研究过的。许多宣传册（其中很多由他们的儿科医生提供）上有手写的注解，其中疫苗不良反应发生概率以及因感染疾病而产生不良后果的概率是主要关注对象。

平奇强调，他本人对反疫苗的资料持怀疑态度，也清楚其中登载的患病儿童的照片是充满煽情和误导性的。然而，从医生处获得的正规宣传册，如果仔细阅读，着实引人担忧。[11]引起最多不良反应的疫苗是白百破疫苗，它也是婴儿出生后最早接种的疫苗之一。通过仔细阅读，可以发现问题出自该三联疫苗中的百日咳成分。因此平奇一开始就说道："我们只需要二联疫苗，也接种了二联疫苗。医生一开始觉得这样很反常，于是滔滔不绝地劝说，可最后还是照我们的意思做了。（我们当时说，如果不能接种二联疫苗，我们就拒绝接种任何疫苗。）"

我继续向平奇夫妇施压——毕竟，众所周知，百日咳是一种危险疾病。于是，特雷弗通过描述接种可能产生的不良反应解释道：

> 你查统计数据会发现，接种疫苗后大多数儿童都会出现低烧和发炎，一半的儿童接种部位会有疼痛感和肿胀。每 330 例中就有 1 例高烧至 40 摄氏度或以上。每 100 例中就有 1 例在接种疫苗后连续啼哭 3 个小时或更久，每 900 例中就有 1 例高声啼哭，每 1 750 例中就有 1 例出现痉挛、无力或面色苍白。最后这项统计结果对我来说至关重要。
>
> 在同一个册子中写道，患有百日咳的婴儿中，"16% 会患肺炎，2% 会出现痉挛"。1/200 会出现脑部疾病，1/200 会死亡。
>
> 我对医生说："我是这样看的：我的孩子不大可能得百日

咳，因为这是一种罕见的疾病。”它取决于居住环境和生活方式。我们的孩子没有暴露在与许多其他孩子接触的环境之中。即使她得了百日咳，出现痉挛的概率也只有1/200，但我在同一本册子中读到，接受接种的儿童中有2%出现痉挛。[12]我确实查阅过统计数据，之后发现，我孩子得百日咳的概率非常非常小。那本册子还说到，近年来美国每年报告的百日咳病例多达4 200起。虽然册子上说“多达4 200起”，但在我们看来，4 200起（包括成年病例）对于全美国来说不算太多——这确实是一种罕见的疾病。（另外一本宣传册提供的数据为，美国每年只有1/2 000的人得百日咳，且每年只有9人死亡。）

看起来，我的孩子因接种疫苗而痉挛的可能性，明显高于因得百日咳而出现痉挛的可能性。我们还发现，百日咳在7岁以上的儿童身上并不严重，所以我们只需担心孩子在7岁之前得该病的可能性，而这种可能性是微乎其微的。

在这一点上，我对平奇夫妇的理由提出了质疑。平奇夫妇没有证据表明痉挛会对健康产生长期的不良影响（当然，我无法证明他们没有证据）。我指出，关键的数据不是痉挛的发生率，宣传册中的关键数据是：如果你的孩子得了百日咳，他/她将有1/200的概率患上永久性脑损伤，还有1/200的概率会死亡，加起来就是，有1/100的概率会受到永久性或致命的损伤。尽管宣传册中承认，死亡或永久性损伤也可能成为疫苗的不良反应，但其概率小到没有列出该统计数据。“你们拒绝接受疫苗，难道不是在不负责任地将你们的孩子暴露于更大的危险之中吗？”我问道。

平奇夫妇的回答是，他们的孩子在伊萨卡这个乡村地区患上百日咳的概率极小，因为在美国此病的发病率很低，且该病倾向于在人口密集和贫穷的地区传播，更何况他们的孩子健康而强壮。他们提出，他们的孩子在1岁以前几乎不会被带到公共场所，也就没有机会被感染。此外，他们称，他们的孩子出生时很重，长期用母乳喂养，且营养状况良好，因此即使患上该病，也不大可能遭遇到最严重的后果。

然而不管这种分析在“可能性”上多有说服力，在我看来，平奇夫妇仍然可以算作将自己孩子的健康置于社会中其他孩子的健康之上。一旦人群中存在更多潜在的百日咳传播者，不管他们多么强健，都会给那些贫弱的儿童带来更大的潜在危险。但是当被置于危险之中的不是你自己的孩子时，要为之辩解是很轻松的。不论怎样，我猜想，平奇夫妇如果不知道有另一种百日咳疫苗，可能就会允许接种活性百日咳疫苗。正如特雷弗解释道：

> 我们不是说我们的孩子不应该接种百日咳疫苗，只是我们想让她接种那种叫DaPT的、使用了灭活百日咳杆菌的三联疫苗，这种疫苗已经在欧洲使用，在日本也已经普遍使用。我们相信这种疫苗是有效的，不良反应也少得多。我们很可能是看到了相关的宣传册（那时候还没有互联网）。在孕妇的替代疗法支持团体里，人们互相交换这方面的信息。我们每周都能从那个团体中获得成堆的信息，这是集体的努力。
>
> 我们不想抵制所有的疫苗，只是想放慢速度，这是为了

避免疫苗的混杂，也是为了避免疫苗的不良反应而选择不良反应更小的疫苗。

我们需要记住的是，平奇夫妇做决定的时候，正值呼吁确认海湾战争综合征存在的社会活动风起云涌（见第五章），而据一些支持该主张的社会活动人士称，海湾战争综合征正是因士兵们在“沙漠风暴”行动中接受了多种疫苗引起的。

最终，平奇夫妇成功地实现了他们的疫苗接种方案。“我们坚持用 DaPT 疫苗，所以他们最终还是为我们特别订购。不过我们与医生的关系从来没好过——她称我们为‘不负责任的父母’，护士和我们的关系也很紧张。这样造成了一种非常不愉快的情形，因为医生和护士不习惯被迫对抗医学界的统计数据，他们往往动用权威称我们不负责任，他们会求助于政策的力量。”

后来平奇夫妇感觉他们的选择得到了支持，因为“在这场争论发生一年后，我们在《纽约时报》上读到美国决定开始使用 DaPT，因为它是不良反应最小、最安全的疫苗”。

值得注意的是，平奇夫妇还强调，在他们的决策过程中，一个重要影响因素是对医生所受到的商业压力的不信任。例如，他们知道医生会按疫苗接种数得到相应的报酬，并且他们发现那些宣传册都是由医药公司提供的。他们还注意到，免费诊疗咨询总被儿科医生们安排在快到疫苗接种的时候。柯林斯则指出，最后一点基本上是多心，因为一个怀有仁爱的医疗体系在接种率不足的情况下会这样安排诊疗，以使接种数最大化，与商业压力无关。另外，美国还出现了越来越多的疫苗，预防像水痘这种没什么危险只是会带来不便的疾病，平奇夫妇对这种趋势表示担忧。迫使家长们完成强制接种的压力，包括不得入学等，影响了公开讨论和决策制定。而柯林斯则认为，决定接种疫苗与否不应受这些更广泛的政治考量的情感影响，而应该始终以技术上的证据为基础。当然，这不等于家长与医生的关系就不能处理得更好一点。

关于平奇夫妇决策的案例分析结论

在这场争论中，平奇夫妇似乎手握王牌。美国政府在医学政策上做出了与他们想法一致的改变，而他们设法成功地先行了一步。谁能说不是呢？[13] 请记住，柯林斯夫妇没有这样的选择，因为直到他们的孩子接种疫苗之后很久，DaPT 疫苗才投入使用。（当然这并不是说，如果当时有另一个国家使用了其他疫苗，柯林斯夫妇也会像平奇夫妇那样勤奋地研究，或者像他们那样幸运地找到支持团体。）

但是当我们思考麻腮风疫苗这样的案例时，平奇夫妇的王牌就没有多大帮助了，因为在麻腮风疫苗案例中，没有其他疫苗被使用，也没有证据显示其他接种方案，如一次接种一种疫苗，更加安全。我们真正需要了解的问题是，如果平奇夫妇不知道 DaPT 疫苗的存在又会怎样做——实际上这正是没有受过良好教育，也没有在欧洲到处旅行过的家长所面临的状况。平奇夫妇说，在这种情况下他们会接受活性疫苗。

实际上，他们孩子的疫苗接种仅仅推迟了一年。于是，问题来了。平奇认为，由于百日咳的低发病率和孩子良好的健康状况，疫苗造成严重不良反应的概率虽小，但因疾病受到永久性或致命损伤的概率更小；柯林斯则认为，这实质上还是将一个孩子的健康置于对社会的考虑之上。平奇要求更多选择；柯林斯则认为，考虑到个人与集体之间存在可理解的利益冲突，应该有强制执行的制度。平奇夫妇称，他们的行为是受过良好教育的群体为其孩子争取正确决策的范例，后来政策的改变证明了他们的正确性，他们还称，他们对百日咳疫苗接种的了解比他们遇到过的医生更深刻；柯林斯则称，很难判断平奇夫妇的做法是否将自己的孩子以及其他孩子置于不必要的风险之中。[14]

10 年后，即 2002 年，伊萨卡暴发了百日咳疫情。它似乎是一种在各地大约以 3 年为周期有规律地暴发的流行病。截至 2002 年 11 月 4 日，在伊萨卡所在地区汤普金斯县，病例已经超过 70 起，而一般情况下全年只有一两例。[15] 在这 70 起病例中，两名婴儿出现严重的呼吸困难，幸运的是没有造成永久性的损伤。（为我们提供资料的行政人员说，他在汤普金斯县工作的 10 年中，没有任何接种疫苗的儿童产生严重的不良反应。）因此，以美国病例少和乡村环境为由来反对疫苗接种，并不一定总有道理。

汤普金斯县的疫情似乎并不是接种率低造成的，不过此事却形象地反映了当流行病将要蔓延开来时，人们的观念将发生怎样的转变。我们观点的前提是，流行病在未接种人群中传播更快。如果有人决定相信传染病疫情的好转与疫苗接种无关，而是由于营养的改善或疾病的正常发展态势（哪怕已有证据显示疫苗在欠发达国家发挥了作用），那么就不必继续讨论下去了。但是，如果能够接受本章观点的前提之一（基本上人人都接受）——疫苗接种减少了流行病传播的机会，那些纯粹基于个人的自私立场而决定拒绝让自己孩子接种疫苗的家庭会发现，他们的孙辈感染该疾病的概率将大大增加（且造成永久性或致命性损伤的可能性为1%），这在一定程度上，是由他们之前为保护其子女所做出的决定导致的。他们的侄女、侄儿、表亲等亦是如此。因此，就算不顾对大众的影响、只以保护自己的后代为目的，这个目的也不会达成。在疫苗接种的问题上，从长远来看，没有人能坐享其成。

怎样做出接种疫苗的决策

我们在此看到的是一个没有医学资质的人做出决策的极好的例子。平奇夫妇同在一所美国一流大学任教，并受过与医学科学稍有联系的教育。而且，他们进行过大量研究，多到纸箱里装满了相关资料；他们向搜集了类似资料的家长请教，还建立了评估这些资料的一个知识共同体。

平奇夫妇具有的技能包括什么呢？首先要注意的是，其中“没包括”什么。平奇夫妇都无法从事医学相关工作，按我们的话来说，他们都不具有医学方面的贡献型专业知识。

他们所具有的是我们所谓的互动型专业知识，也就是，阅读和理解医学文献的能力。这种知识因为他们的社交圈中有人了解所讨论的领域而得到了增强，使他们多多少少知道如何向医生和护士提出质疑，并提出其他观点，而不会显得无知或愚蠢。换句话说，他们能够提出一些让专业医务人员感到有责任回应的观点，而且这些观点不能（或不应该）被医务人员用权威来搪塞。

尽管处于这个极有利的位置，平奇夫妇在他们孩子出生的第一年拒绝接受疫苗接种，这个决定是对是错仍然不清楚。基于他们对不良反应的了解（尽管按照柯林斯的观点，这是拿疫苗不良反应与严重得多的疾病危险做不当的比较），以及这样一个常识——幼儿的免疫系统受到的攻击越少越好，他们制定了避免早期白百破疫苗接种和混杂疫苗接种的策略。然而有些观点与以上常识相反：新生儿的免疫系统会不断地受到来自周围环境的成千上万的挑战，而疫苗不过是其中微不足道的附加物。平奇夫妇也承认了对如此重大的医疗伤害的担忧，担心在不确定的情况下，它甚至可能成为今后身体严重失衡的原因之一（柯林斯还击道，这样的担忧适用于任何损伤性的医学干预，如用碘酒擦拭伤口，或其他任何与新的疾病生源说相关的医疗程序）。柯林斯认为，避免早期疫苗接种及疫苗的混杂（避免混杂将无可避免地延迟疫苗接种），意味着他们的孩子比其他孩子更长时间地被置于染病的风险中。这是一个关系到他们自己的孩子和整个人群的潜在问题，从长远来看还关系到他们孩子的下一代。如果这种推迟及延长疫苗接种计划的观念流传开来，将增加低接种率情形的出现，提高其他儿童感染该疾病的概率，并对整个人群及后代造成有害的后果。这些观点也许不是决定性的，却是有据可依的。即使现在看起来，平奇夫妇解决了所有难题，但如果当初 DaPT 不存在，那么平奇夫妇就可能是对的，也可能是错的。

我们不应该为此惊讶——如果这个问题对医学研究者来说很

困难，那么对于那些不了解该问题的人来说，必定也是困难的。一旦开始预测对后代的影响，我们便会发现，统计数据相当复杂，甚至连专业预测所依据的数据本身都可能是不完备的。

那些困惑的家长如果能够坚持，或许可以获得足够的信息来理解这些问题。但他们还需要一种辨别力——能够鉴别出哪些来源的信息可能是可靠和无偏见的。除非有良好的辨别力，否则他们很可能得出错误的结论——多半倾向于反对疫苗。正如我们之前所说，那些接种疫苗后饱受痛苦的儿童的照片和故事是煽情的，同时却没有关于另外一些饱受疾病折磨的儿童的照片和故事，而这些儿童所患的疾病，正是疫苗接种旨在消灭的。宣传中也没有疫苗不良反应的发生率与患病后果的统计数据对比。如果家长们考虑到，国民的整体健康水平因为疫苗接种和/或营养改善而提高，因此他们的孩子感染疾病的可能性很低，那么，他们可能就是在牺牲子孙后代或他们自己所处的社会。在麻腮风疫苗的案例中，家长们面临的正是这类问题。而且，在缺乏理性评估的信息的情况下，报纸和一小部分医生散播“麻腮风疫苗是危险的”这一思想，的确是不负责任的。在这种情况下，科学应该战胜常识。

结　论

我们不能根据以上分析就得出结论说，在疫苗问题上家长应该服从医生安排。医疗机构可能是专断而保守的，他们也许不能成功地履行责任，以家长能够理解的方式向焦虑的家长解释情况。

但是，简单地对这种专断进行反抗同样是错误的。确实，面对损害信任的粗暴态度，要理智地探索问题需要时间和专业知识，但若就此接受关于疫苗危险性的大众观点，则可能意味着落入那些缺乏医学知识而精通说服艺术的人的掌握之中。互联网是不受控制的，任何人都可以发表任何东西。

科学可能犯错，这是“勾勒姆系列”的前两部中共同的观点。但这不代表与某科学观点相反的观点就是正确的。在没有对相反观点进行深入研究的情况下，相信科学也许是最好的选择。如果科学不断得到审视，则情况更是如此。一些大众团体对异于正统观点的案例进行调查和分析，这是一件好事，只要它不转变成一种反科学的偏见。重要的是，大众不能仅仅因为这些团体知道一些权威犯错的案例，便认定他们是正确的。总会有些时候科学权威的观点是错误的，这是科学的本质。

说到科学家的责任，麻腮风疫苗案例中的混乱状况似乎就与一名医学研究者有关。他在真正的研究完成之前，就将一项空洞的甚至根本不存在的研究结果公之于众。有时候权威们对这种情况反应过度，以至于削弱了而不是增强了公众对他们的信任感。但在这个个案中，权威们可能是正确的。韦克菲尔德承认他没有证明麻腮风疫苗与孤独症的联系，然而正如我们在“勾勒姆系列”中描述的那样，关于科学知识的社会建构的研究表明，即使是一个令人怀疑的假设，如果其支持者足够坚定，该主张也可能无限期地存在下去，并与几乎所有的证据对立。有一点很清楚：公众需要理解这些，他们需要知道如何衡量反主流的科学观点，以及如何鉴别各种科学家。要理解这些，他们所需要的不是更多的

“科学”知识，而是更多“关于科学”的知识。这些知识不会提供确定性，但可以增强判断力。公认的观点可能是错误的，而且经常是错误的，并且有时可能代表着强大的特权阶层的利益。但是即使明白这一点，也不会让这个世界变得像我们期望的那样简单。

后 记

在本书写作过程中，丹麦最新的一项大型流行病学研究再一次证明，麻腮风疫苗无罪。[16]或许更令人关注的是最近一次从完全不同的角度针对疫苗政策的攻击。这种观点认为，疫苗采用汞化合物进行防腐，多次接种疫苗时，注射入体内的汞含量能够对幼小儿童造成脑损伤（事实上含汞防腐剂没有使用在麻腮风疫苗的保存中）。

这种貌似有理的观点也许足以使人重新思考，预防原则是否适用于整个疫苗计划，而预防原则会建议减少接种。我们已经论证过，“不接种任何疫苗”不可能是合适方案，因为疫苗所预防的许多疾病会带来可怕的后果。但是对整个疫苗计划，却可以应用预防原则，以减少所接种的疫苗的种类。并没有确凿证据证明染上水痘有任何严重后果，为什么还要接种水痘疫苗呢？普通流感同样不会危及性命或严重影响健康，为什么还要给青少年接种流感疫苗呢？当疫苗到了被用来减少不便或经济损失的地步，也许是时候喊“停”了，直到类似于含汞防腐剂的争论在科学界达成共识为止。

最新新闻

2003年10月7日，《纽约时报》刊登了一篇题为"拒绝疫苗接种与百日咳的暴发"的文章[17]，文中记述了韦斯特切斯特县（同在纽约州内）百日咳的暴发，并直接将其归咎为某些家长故意拒绝让孩子接种疫苗的行为。在英国许多地区，麻疹的暴发也被归咎于疫苗的低接种率，这使得那些因自己的孩子患有其他疾病而不能接种疫苗的家长格外担忧。

结　语

主题回顾

我们一开始就提出了令人担心的一点:《勾勒姆医生》的撰写将比“勾勒姆系列”中其他两部(主题是科学与技术)都困难,因为医学比我们以前探讨过的科学和技术更加个人化,并且有立竿见影的后果——无论人们多么想遁入理论和哲学,最终也难逃健康问题。一位朋友获知正统医学对自己所患的耳鸣无能为力时,尽管他是一个物理学家,他还是求助于中医和针灸,后来他得到了成功的治疗,最终还成为顺势疗法的倡导者。对这样的朋友,我们应做何反应?当我们所爱的人面临癌症的死刑宣判,试图寻求替代疗法时,我们应该提出何种建议?当秘书确信她自己得了慢性疲劳综合征,或当同事由于重复性劳损请假时,我们要如何回应?当我们的孩子被要求接种疫苗,而围绕该疫苗的讨论争论不休时,我们该怎么办?当我们的乳房X光片、胆固醇指标等显示了危险信号时,我们要如何评估它的危险性?当上年纪的父母或亲属不得不在医疗干预和有尊严的死亡之间进行困难的权衡时,我们要如何给出建议?当自己的慢性疾病和损伤清楚地显示了死亡的前兆时,我们应该怎样应对?

整个一生中,我们都在学习如何应对这些问题,如何解决这些困境。当我们糊里糊涂地找到当时对自己似乎是正确的治疗方法时，通常把一些更深层次的考虑忽略了。然而，就诊是非常重要的，而且人们在看病过程中留下深深的心灵创伤（有时是身体上的），因此，当我们试图后退一步来思考问题，并且努力提供冷静的分析时，很难不冒犯他人。

更糟糕的是，“健康”变成了一个政治问题。伴随着艾滋病、肺结核、SARS，或者贫困，全世界人类的健康状况每况愈下。在美国，还存在得不到医疗保险的情况。面对预防比治疗更有效的强有力的证据，高技术、高成本医学却仍占据优势，并且医疗保险公司、健康维护组织和大型医药公司等都从中获益。农业产业也鼓励人们多吃肉、多喝牛奶。随着越来越多的人患上新界定的疾病，如注意力缺乏症，现代生活整体上都过分医学化了。所有这些构成了政治以及医学的图景。重大健康问题的讨论越来越多地与政治联系在一起。

在现代发达社会，谈论健康也是在谈论消费和生活方式。现今，健康与身份和通过广告而繁荣的时尚及流行文化产业紧密联系在一起。一种生活方式也可以是一种“健康方式”，不管这种方式指的是忙得分身乏术、以强调快节奏的生活价值来标榜自己的公司老总们天天晨练、大把吃药，还是不惜一切代价反对技术专家统治下的医学体制、强调自然平静的人们崇尚草药治疗、热爱健康食品和有机食品、热衷瑜伽锻炼。健康从不仅仅是健康，维持健康，就要把为标志现代人的身份而排除在外的一些很重要的因素重新纳入。

我们在本书中的任务同样艰巨，因为我们是从一个全新的角度讨论健康问题。健康是如此重要，以致有的学术领域把对健康的分析作为主要的研究方向，比如，我们有公共卫生学院这类机构，还设有卫生经济学、卫生信息学和医学伦理学这些学科。相比较而言，其他科学和技术研究领域则很少涉及这类问题。在最相关的领域——医学社会学中，大多数的研究或者仅仅附带提及，或者完全不提及本书的核心问题：什么是医学知识？它与科学知识之间是什么关系？它在多大程度上是确定的？什么人、在什么情况下能够拥有这样的知识？我们应该给予这种知识多大的信任？尽管我们是从一个边缘化的位置开始这方面的研究，但“边缘位置”也有所裨益。就我们所知，还没有人从我们的角度讨论医学——将其视为一种专业知识，就如同学者们看待科学和技术领域的专业知识一般。并且，就我们所知，这是第一次从知识社会学的角度，针对日常医疗决定理解上的关键区别——为个人服务的救助手段和为集体服务的科学之间的区别，进行研究。[1]

在此，要提醒读者的是，我们也对应该迎头攻击和需要小心绕开的问题做了选择。若有读者希望本书能就与健康相关的大量政治问题提供解决方案或深入思考，将会比较失望。但是，关于这些问题已经有许多书籍展开过论述。许多重大问题关于资源缺乏和资源重新分配。在某种意义上，这些问题有许多显而易见的解决方案，只是缺乏政治意志去实施罢了。我们都赞成资源重新分配，但这不是本书的主题。只有在熟悉的卫生政策问题不可避免地涉及本书所研究的问题时，我们才会讨论或提供我们自己的建议。（明显的例子是，正统医学和替代医学之间资源分配的冲突，这涉及医学知识本质的争论。）

在《勾勒姆医生》中，我们以处于所有医疗保健体制核心地位的医患互动开篇，根据有关专业知识的主题，重新界定了这种互动。我们试图描述病人和医生分别拥有的专业知识的轮廓。专业知识是一个复杂的问题，当我们将本书核心主题，即个人和群体之间的差异，纳入考虑时，这个问题变得更加复杂。

专业知识的轮廓

假定看医生或去医院是我们和专家之间最重要的互动过程，我们应该怎样进入这个过程？我们可以首先比较其他与专家打交道的情形。在导论中，我们描述了与理发师之间的“咨询过程”。如果我们按事态发展顺序考虑这一咨询互动过程，那么，“病人”对什么称为“疾病”——不好的发型，有（或者应有）无可争辩的权利；理发师对怎样“治疗”——剪头发，有绝对的控制权；并且“病人”对“治疗”效果的评价，有无可争辩的权利。换句话说，在这种形式的专家咨询中，顾客完全自我诊断自己的问题，解决方案完全是专家的意见，对解决方案的评价完全掌握在顾客手中。做发型的过程是典型的顾客处于绝对主动地位的咨询过程，咨询美容师、心理治疗师等各种顾问，以及景观园艺师等提供服务的人员，情况同样如此。

与专家的其他互动过程形成了一种逆向（或者几乎逆向）的专业知识模式。想象你想治疗学习外语的“缺陷”，于是咨询一个语言专家（这通常被称为“上语言课”）。这位教师——假定其以所教授的语言为母语，教学经验丰富——在你语言学习应有何收获方面拥有的控制权，远远小于对如何进行教学的控制权（例如，学生对于决定上课的频率和持续时间、作业量、需要提升书面语言能力还是谈话技巧，也许甚至包括教学方式，都将起主要作用），但是在“治疗”的最终阶段，教师是评估“治疗”达到何种效果的最合适的人。这种咨询也是一类典型，即专家拥有专门化的技能，顾客只能控制“述说病情”的方式。

有时在这种形式的咨询中，专家也控制专业知识的传递方式，例如上语言课作为修习语言方面学位的一部分，或者汽车被送进修车厂才能修理。实际上，随着汽车制造业和垄断性连锁修车厂的发展，这种互动变为现代生活中最无效的互动过程之一。汽车生产商特许的修车厂自己负责查找问题、提出解决方案、在紧闭的门后进行修理，没有给车主任何权利质疑技师修理的结果。[2]

下面，我们转入讨论和医生的互动过程。对医学专家的咨询过程，与对理发师、外语教师和汽车技师的咨询过程有什么不同？正如我们在导论中指出的，在19世纪医学科学迅猛发展之前，与医学专家的互动过程和做发型的过程，相对于上外语课的过程而言，有更多共同之处，病人在判断自己的问题和评估治疗是否有效方面起决定性作用。但随着时间的推移，医学科学获得了越来越多的诊断手段，医患之间的互动过程变得越来越像上外语课的过程，随着治疗在现代医院中实施，这种互动过程在一些方面甚至更像修理汽车的过程。一个例子是第一章中讨论过的骨折的情况，以及其他常见损伤的处理。这些情况下，医疗干预是最不复杂的和单方面决定的，因为从干预到治愈的因果链对专家而言（有时对病人而言），通常是显而易见的，并且通常情况下结果都没有不确定性。[3]我们需要一个术语来指称这类医疗干预，以便把它和基于平均水平的治疗措施区别开来。在后一种情况下，在任一个体中起作用的直接的因果链是未知的或看不见的，所选择的治疗方法必须通过随机对照试验等检验，表明其在整个人群的平均水平上是起作用的。因此，我们将类似断骨修复的治疗方法称为“特定个人病因”（specific individual causes，简称 SIC）治疗，将随机对照试验验证的治疗方法称为基于“人群平均检验”（population average testing，简称 PAT）的治疗。[4]

我们正走向何处？在我们称之为“现代医学的‘星际迷航’（*Star Trek*）模型”的引导下，终有一天，我们将对每个人的每种疾病进行详细的因果说明，从整个器官到单个细胞的诊断技术和替换技术、影响思维和情绪的化学药物，都将日益完美。到那时，修复身体将变得与修理汽车毫无差异，所有的 PAT 治疗都将被 SIC 治疗取代。但现在，我们还生活在“星际迷航”之前的时代，我们的 PAT 治疗多于 SIC 治疗。[5]

在 SIC 治疗的情况下，就诊时病人的选择相对来说是直截了当的：生命质量的改善或生命周期的延长，是否可以恰当地平衡医疗干预带来的疼痛和造成的尊严（也许是金钱）丧失？有时候，这比当你的刹车灯失灵时决定是否进行修理，要难一点儿。也许你可以再开一段时间，但你的驾驶经验和车子的使用年限（更不用说被警察拖走的风险），令你不得不把车送到修车厂修理。

在 PAT 治疗的情况下，考量则更复杂，因为总是存在这样的问题：治疗是否会对你有效。例如：从人群检验的结果获知，对一般人而言，吸烟和食用太多黄油对身体有害。个人可以合理地推断，鉴于自己的姨婆每天抽一包烟，每晚喝六杯金汤力酒，仍然活到100岁，那么自己也是这种类型的人。同样地，有人也许就是那种人——不会因为血液中胆固醇含量偏高而患上心脏病，即使已经确切地知道在人群中高胆固醇和心脏病紧密相关。

那么可以说，对这种人群平均检验的情况而言，消费者有理由不接受专家的建议。或者换种说法，不管人群检验的结果如何，病人对医疗干预的选择有相当的自主性。我们会认为一个人拖着看似骨折的腿很多天而不去就诊是愚蠢透顶，但我们对要求姨婆戒烟，也许不太确定。简而言之，当专家的意见太依赖于PAT结果或者说太固定不变时，个人选择可以合理地不同于专家意见。

下面我们要涉及更复杂的情况：即使数据由人群平均检验提供，个人选择也不像看起来那样不受影响。这将我们带回到本书的主题——个人和集体之间的冲突。

首先考虑吸烟的情况。如果像现代研究指出的那样，吸烟不仅影响你，而且影响你周围人的健康，那么选择就不完全是个人的事，即使吸烟和疾病之间的关系仅仅在人群层面得到验证。[6]

更有意思的是人群健康对个人健康有直接影响的情况。举一个简单但相关的例子，假如你住在一条河边而且受到痢疾传播的威胁，从你周围清除感染物的最简便的方法，就是把它排放进流动的河水里，从而保护你自己的村庄，而威胁到的，只是那些住在下游的人。在以下关键方面，这不同于吸烟的情况：他人吸二手烟的后果不会影响到原来的吸烟者，但如果你使下游村庄的人们感染了痢疾，他们中的一些人就有可能到上游来，让你和你的后代处在危险之中，而你曾认为已将这种危险转移到别处去了。

如果我们把流水替换为流逝的时间，疫苗接种正是一个可类比的例子。如果父母为自己的孩子寻求最低风险而让其他孩子承受后果，如使流行性疾病在人群中死灰复燃，那么，随着时间流逝，这些“他人承受”的风险很可能会影响到自己的孩子，或者孩子的兄弟姐妹或后代。这样，即使不考虑道德因素，当关注长远利益时，只顾短期自我利益的考量也很可能不正确。这种分析可以应用到所有通过接触感染而传播的疾病。

在这些情况下，尽管分析基于PAT，患者选择医疗干预及其干预方式的权利还是减小了。即使风险只对个人是生死攸关的，对风险的计算也不是个人能够完成的。对个人风险的计算与人群的统计数据紧密相关，并且这种权衡只有公正的专家能够完成，而只有人群的统计数据才能显示最佳的治疗方法。类似地，个人评估干预成效或损害的能力也降低了，因为在目前的医学科学中，只有流行病学能显示治疗和疾病之间的因果关系（例如，麻腮风疫苗接种和孤独症）。虽然，个人似乎从现代对科学权威的削弱中获得了相应的权力，并且认为这给了他们更多的个人选择，但在这样的情况下，个人会做出错误的判断。有些人的选择纯粹基于个人利益，暂且不论这些选择的伦理问题，他们同样会做出错误的判断。

疫苗接种的PAT和SIC

我们不是生活在“星际迷航”时代，我们所关注的疫苗接种也同样不是发生在那种背景下。反对疫苗接种的压力团体“DAN！”（Defeat Autism Now！，意即“立即行动打败孤独症！”）把“每一个孩子在生物化学方面都是独特的”作为它的标志性口号。在一个负责任的科学必须追求的万物模式中，并且也是本书赞同的模式中，他们是正确的。后果显而易见。诸如麻腮风疫苗的例子表明，流行病学研究不能完全排除这种可能性，即有特定生化组成的一小部分孩子由于疫苗接种而患上孤独症。虽然目前完全没有证据证明这可能发生，但是流行病学研究不能排除这种可能性，因为流行病学研究着眼于人群的平均水平，而不是特定的个人。流行病学研究能够表明的是，如果存在风险，有风险的孩子的数量太少而不出现在统计数据中。

但是，对这种统计归纳的方式和结论表示担忧的逻辑，也恰恰表明为什么实际上这种担忧是无意义的或者更糟糕的。为什么？因为这种潜在的担忧的数量是不确定的。只要我们无法彻底了解世间万物，如在特定个体的致病原因这一层面，我们就不知道应该担忧这些潜在的不确定的病因中的哪一个。既然不可能担忧所有的病因，就不妨不担心任何一个。例如，假定我声称，吃猕猴桃会引发孤独症。可以确定，有一些孩子的孤独症是在吃猕猴桃不久后发病的。为了支持这个理论，我们也许可以指出，在英国，食用猕猴桃的增多与孤独症发病率的增加发生在同一时期。流行病学研究也许表明，在那些大量食用猕猴桃的国家，孤独症的发病率和食用猕猴桃之间并无关联，但这些研究不能证实对一小部分孩子而言这种影响是不存在的。我们还可以用任何其他原因替代食用猕猴桃。

这说明了为什么担忧食用猕猴桃或者与食用猕猴桃等同的不确定数目的原因是无意义的，除非在它也许为真的可能性或一些观察到的时间上的联系之外，还有某种怀疑的理由。例如，如果有确定的生物学证据表明猕猴桃能够影响大脑，尽管缺乏流行病学证据，停止食用猕猴桃还是合理的。正如“勾勒姆系列”阐明的，科学是由这类不确定性构成的谜团，但这并不意味着，我们必须对一切未被证实为安全的东西采取预防措施。因为什么都得预防的话，我们会动弹不得，甚至，比如饿死。结论就是，我们必须找到一种实用的方法解决这个问题，且这种实用的方法必须用已有的科学（如流行病学）来验证，因为在“星际迷航”时代来临之前，这是我们所拥有的一切。

就疫苗接种而言，我们从已有的科学中得到的指导相当清晰。流行病学研究表明，不接种麻腮风疫苗显而易见是危险的，正如拒绝吃所有未被证实为安全的食物是危险的。关键是，韦克菲尔德医生说麻腮风疫苗本身和孤独症之间有联系的基础，并不比我们认为食用猕猴桃和孤独症之间有联系的基础更牢靠：基础都只是“一些母亲观察到了时间上的联系”。（要记住，韦克菲尔德也许有科学证据说麻疹病毒和孤独症之间有联系，但他仍然推荐接种麻疹疫苗，因此争论的只是三联疫苗本身。）流行病学研究表明，麻腮风疫苗是基本安全的，此时仍对它作为药剂的安全性表示担忧，就像对食用猕猴桃的安全性表示担忧一样，是武断的。但在现实中，担忧麻腮风疫苗会让一些孩子面对不必要的死亡或者损伤的后果，却被认为是合情合理的。[7]

最后我们要指出，我们是在冒风险。作为疫苗问题上的非专业人士，我们提出了一个建议：“接种麻腮风疫苗！”我们凭什么提出这个建议？这是基于我们在科学如何发挥作用方面的专业知识，以及科学家对证据的意见。当然，历史也许会证明我们是错的。也许原本的流行病学调查是有缺陷的；也许原本的 PAT 结果变成了 SIC，即证明麻腮风疫苗是危险的。但是，我们不能够因为害怕冒风险而在发现错误（在这个案例中是科学与公众之间的关系中的偏差）的时候，拒绝以任何我们能够做到的方式应用我们的专业知识。问题是，父母没有拒绝冒风险的条件——他们必须在历史揭示真相前做决定。因为不采取行动意味着这样一种行动：使下一代处在麻疹的威胁之下。而我们所做的就是，应用我们的专业知识，基于 2004 年中期的证据提供清晰的建议。[8]

要注意的是，即使医学像勾勒姆一样，也就是粗糙且笨拙的，上述观点仍然适用。即使勾勒姆医生的专业知识类似于毫无光泽的工业钻石而不是闪闪发光的珠宝，但只要我们接受，对个人选择和集体利益的考量方式，就将是同样的。医学的粗糙、笨拙和迟钝使这种计算不太精确，但它们不改变所指示的方向。

医学的粗糙和笨拙部分来源于群体效应，因为群体效应也不是确定的——随机对照试验可能在很多方面出错，流行病学也受很多变量的影响，如样本数量太小等。人群层面的不确定性在诸如男性包皮环切术或扁桃体切除术等例子中，表现得最明显。这些例子中，医疗干预虽据称是“基于健康的考虑”，但它似乎仍遵循了主流医学模式的指令。例如，在包皮环切术和扁桃体切除术中，患者对是否存在问题几乎无法选择，[9] 医疗从业人员做出几乎一切有关“好”和“坏”的诊断，即使他们不时改变主意。患者同样无法选择医疗过程，更别提评价治疗是否有效。有充分的理由表明，需要增加病人对这些干预的选择。但病人如何提前知道哪些是“这些干预”（与主流医学模式紧密相关的干预，与那些有不确定性但医疗从业人员能合理地找出问题、提供诊断和治疗的干预不同）？这个问题把我们带入本书的第二个主题——作为病人，我们如何才能增加自己的知识，从而改善与医学专业人员的互动过程。

获得专业知识

首先可以说，大致上，病人对医学了解越多越好。病人更多地了解自己的身体，有助于自我发现和描述症状，增进对病史的了解，并且可以促进医疗服务更有效地应用。正因为如此，医学专家努力劝说病人，不要再来要求用抗生素治疗病毒感染，不要再因为微不足道的问题打扰医生，对严重的疾病如乳腺癌或睾丸癌要学会自我诊断症状，要充分了解自己的身体以便细心呵护眼、耳、口、鼻和四肢等，还要停止摄入太多的有害物质——从烟草到汉堡包和炸薯条。所有这些都是好事，只要阅读太多医学文献带来的疾病——疑病症不会变成流行病。

自我医学教育也能帮助我们选择专家或质疑诊断。这让我们回到主流医学模式。如果病人能够发现，关于某种干预的医嘱在不同的时间相互冲突，或者在不同的地区存在差异，那么质疑此医嘱的权利和选择的范围一定会增大。阅读专门的文献和上网咨询是改善医疗互动过程的另一步。与专业人员的深入讨论，如旧金山艾滋病患者权益活动人士所做的那样，甚至能产生出“互动型专业知识”，凭借这种知识，外行也许有能力做出与医学专业人员价值相等的判断，尽管他们不能自己进行医学干预。总之，原则上似乎没有理由认为，充分的观察和研究不能让无资质的人“成为一个科学家”并对新型疾病的界定做贡献。

但正如我们也一直强调的，信息的收集不应该被误认为专业知识的习得。第二章中冒牌医生的反讽含义是，经验的权重比信息收集大得多。一个经验丰富的冒牌医生，在某些方面也许比一个医学院刚毕业的信息丰富的年轻实习医生强。更糟糕的是，信息可以误导人，尤其是当信息来自未知的渠道，如互联网，因为任何人都能在网上写任何东西并且营造其具有权威性的假象。报纸和其他大众媒体也能使人们对科学观点的有力程度产生完全错误的印象。当证据强有力地支持一方时，媒体可以通过寻求另一方的故事，使人们对证据的有力程度对比产生完全错误的印象。英国的麻腮风疫苗的例子很好地阐明了这一点。而且，当一种观点在直接的危险方面做文章，或如骗子们一样利用了人们对眼前利益的盲目追求，它会更有说服力。在英国，医疗卫生的决策经常受卫生专家们称之为“挥裹尸布示警”（shroud waving）的影响——由个别医疗悲剧引发的媒体狂热，改变了精心论证的合理政策。正如我们一直试图说明的，甚至对完全以自我为中心的个人而言，对短期利益的寻求也未必是最佳的长期政策。[10]

参加包括经验丰富的医生或研究者在内的小组讨论，可以帮助避免一些与错误理解的信息相关的陷阱，但是，旧金山艾滋病患者权益活动人士的例子也恰恰表明，外行人需要与医学界一起进行大量工作和探讨，才能够获得介入医学所需的专业知识。[11]第五章实际上考查了外行为了界定新型疾病而做出的种种努力，表明“成为一个科学家”确实是非常难的。这个难题与我们的主题相关：尽管一些个人也许确信他们正遭受着一种新的综合征的折磨，但只有从一个不偏不倚的历史视角进行的专门的流行病学研究能够说明，什么可能是一种真正的新型疾病，以及什么是对一系列个人感受（相当于疾病的病人主导模式）的夸张解读。如果医生遵循医生主导模式，那病人遵循病人主导模式也就没什么好惊讶的了。

总的来说，所有能够被收集的医学信息，对改善病患和医学专家之间的互动过程都是有用的，但是信息必须被谦逊地应用，而且不要把知识和专业技能混淆在一起。知识只是专业技能的一个组成部分。医学培训要求医生、兽医等在实践中向熟练的、经验丰富的从业者学习。这是因为许多技能恰恰是技艺式的，不能言传只能身教，书本的学习远远不够。医生也必须学习如何处理医学实践中的不确定性，掌握启发式谈话法、经验法则，以及专业技能的其他非正式的组成部分，以助于做出准确的诊断，提供合适的干预。如果信息与专业技能一样，那么医生当然可以被计算机代替，但确定无疑的是，这不可能。[12]

结束语

我们观点的一个基本前提是，治疗的基础从人群平均检验转换到特定个人病因——从 PAT 转换到 SIC，并且是医学科学使这种转换得以实现，这是一件好事。20 世纪的科学史和以“勾勒姆系列”的前两部为范例的对科学的社会研究使我们认识到，一般意义上的科学和作为特例的医学科学，不会与朴素的哲学和《星际迷航》所严格遵循的准逻辑模型一致。如果说有什么事情是几乎确定的，那就是在物理世界因果互动关系的细节层面不会被完全了解，身体就更别提了——在细胞、化学信使、电通路和思维之间的互动关系的细节层面，更不会被完全了解。然而，我们不得不期望从PAT到SIC的更多转换。我们不得不这样期望，否则就得接受一个完全不同的社会，在这个社会中理性不再是一个占主导地位的价值观。如果我们认真思考一番，就会意识到我们不想接受它：在这个社会中，尽管人群的死亡统计数据不再作为全面疫苗接种的论据，但也会无法说服人们支持强制系座椅安全带、限制比赛用交通工具的使用、限制枪支的销售、降低温室气体排放，以及限制公共场所吸烟。我们也不应该忘记，“自然的”观念在种族主义政治中曾经扮演过多么重要的历史角色。即使没有对理性和科学价值的自觉反对，不管有多好的意图，意识到这意图可能带来什么后果是很重要的。人群层面对基于非科学的治疗方法的狂热追求，会给医学科学造成间接影响。这是资源缺乏的结果，一旦目光不再关注个体层面，就不能忽视这股力量。[13]我们不得不决定，我们是要放慢从PAT到SIC的转换速度，还是保持不变，或是加速。如果我们不想放慢，就必须谨慎考虑如何在政策层面解决替代医学治疗的问题。

不难想象，在不久的将来，这样的转换将在一些癌症、大脑和神经损伤的治疗中产生。对这些疑难杂症而言，像进行个体骨骼层面的干预那样，实现个体细胞层面干预的时刻也许即将到来。

尽管如此，我们需要重申的是，个人寻求以非科学为基础的替代医学疗法是完全合理的，即使公共政策不鼓励这样做，我们在第四章关于维生素C治疗的例子中给出了强有力的论证。[14] 医学科学和个体治疗的逻辑是不同的，关键是不要混淆两者。医学科学不应该对在别处寻求替代疗法的人说“不”。因为我们对身体知之甚少，对心灵和身体的相互影响确确实实也知之甚少，以至于不能说“不”。

我们知道，对救助手段和科学、短期和长期、个人和集体问题的抉择，没有现成的解决方案，但我们试图说明，短期的解决方案不可能是最后的答案。自己更多的选择也许意味着他人更少的选择，不管这些选择似乎对那些希望渺茫的人来说多么紧迫；这一代人较多的选择也许意味着未来世代的人较少的选择。我们能提供的答案是，牢记这些考虑，做出选择。这些选择必须在各种知识和理解层面的情境中，以各种不同的方式做出。知识越多、理解越深，做出的选择越恰当。但这并不意味着只要简单地接受在互联网或报纸上找到的信息，还要理解信息，而“理解”比“接受”难得多。医学界和医学科学肯定会犯一个又一个的错误——这是一般意义上的科学和作为特例的医学科学的本质。而且，医学科学比物理学或工程学更经常犯错误。但若就此得出“因为医学科学经常犯错误，所以我们应该抛弃它”这样的结论，就是不正确的。

1993年，在“勾勒姆系列”的第一部中，我们写道：

> 对一些人而言，科学是一个圣战骑士，正被头脑简单的

> 神秘主义者们围攻，与此同时，更多邪恶的人物等着在无知基础上建立新的法西斯主义；对另一些人而言，科学是敌人，我们美丽的星球、我们慢慢地并且辛苦地培养的是非观念、我们对诗和美的感觉，正被技术官僚体制（文化的对立面）所侵蚀，而这种体制是由只关注利润的资本家们控制的。对一些人而言，科学给予我们农业上的自给自足、治疗缺陷的方法、联系朋友和熟人的全球网络；对另一些人而言，科学带给我们战争的武器、因航天飞机坠落而造成的教师的死亡，以及充满沉默、谎言和严重骨髓伤害的切尔诺贝利悲剧。

在1998年出版的权威西方医学史图书《人类的最大福利》（*The Greatest Benefit to Mankind*）中，科学史学家波特对医学表达了相似的观点。他写道："对它的支持者而言，现代医学用微生物杀灭剂和微芯片，使西方人远离死亡的威胁，活得更长久、更健康；对批评者而言，这是纳粹大屠杀时代和古拉格集中营时代，在那些无法启齿的暴行中，医生和精神病专家几乎都不是不情愿的参与者。科学化的医学也许是一个穿着闪亮盔甲的新骑士，也许是一个新的身体绑架者。"（669）

关于科学和医学，有以上两种截然相反的观点，如果我们认可其中一方的观点，本书的写作也许会变得比较容易。如果我们与医生站在一边，或者与那些相信医学机构已经成为"对健康的主要威胁"［伊利赫（Ivan Illich）在20世纪70年代的著名论断］的人站在一边，那么我们可能提出更生动、更吸引人的主题。我们可能关注脊髓灰质炎和天花的灭绝或者说几乎灭绝，抗生素如何把致命的疾病变成小小的不适，以及分娩造成的死亡怎样从戏剧中熟悉的场面，变成了很少发生的事件以至于不再是可信的情节。[15]或者，我们可能指出，在美国，医药产品是造成死亡的首要原因，以及拙劣的外科手术——越战期间外科医生每年在美国的医院里杀死的人比战争中阵亡的还多。[16]但是，即使现在我们了解两边的观点，比起这些辩论式的书，一本关于医学的书一定是缺乏吸引力而且更难写的。

令我们吃惊的是，比较“勾勒姆系列”的前两部，我们发现自己在本书中更站在科学一边。[17]在前两部书中，我们谈及“正反翻转逻辑”（flip-flop logic）的危险。我们感到科学和技术已被过分渲染；我们感到，它把自己描绘成获得某种知识的近乎神圣的路径，但随着它无法达到理想状态的情况越来越明显，又会导致对整个科学的拒斥。今天的世界有太多的“翻转”，拒斥专家的知识变成了轻而易举的事，并且在“病人选择”的幌子下，专家知识正被要求用容易打交道的平民主义取而代之。“医学骑士”不再穿着闪亮的盔甲。盔甲上的金属片吱嘎作响、锈迹斑斑而且大片剥落；盔甲参差不齐的边缘可以把人割伤、撕裂；剑也颜色发暗并且有缺口。因此，让我们小心翼翼地接近这个骑士，滋养它、擦亮它，再给它一个微笑。骑士的使命——救助那些痛苦的人们，仍旧不变。剑，仍挂在腰间。

注　释

序言和致谢

1. 福克斯（Renee Fox）为医学中的不确定性提供了一个系统的论述。
2. 在这本书稿付梓之前，笔者之一的孩子在山区摔了一跤，急诊手术挽救了他的性命。破裂的脾脏被摘除，输了很多血以弥补由于内出血造成的损伤。内出血还险些造成无法挽回的致命伤害（此注是此意外发生后对本书稿做的唯一更改）。
3. 采用柯林斯和埃文斯（Robert Evans）在论文《科学研究的第三次浪潮》中提到的方法，我们发现，医学中存在的一系列无法回避的问题只有通过对专业知识进行分析才能得到答案。
4. 在参考书目中列出的著作在本书写作过程中发挥了重要的作用，但并不都会在各个章节里具体提到。

导论　作为科学的医学与作为救助手段的医学

1. 我们没有提到的一个小疑惑是，当医学家宣称“取得重大进展”时，病人往往对新的治疗方法充满了期待，但从科学发现到治疗方法成功之间，可能相隔几十年。
2. 描述基于 Epstein, *Impure Science: AIDS, Activism, and the Politics of Knowledge*，摘录得到了剑桥大学出版社的许可。我们冒着可能

导致第七章与本书其他章节在形式上存在细微差别的风险，选择了摘录《脱离控制的勾勒姆》中的这一章（加了一个新的导言）。

3. 天花的成功根除不是没有任何代价的，同样也存在任何疫苗接种都会产生的一些严重的不良反应。据估计，（在伊拉克战争发生期间）使美国人重新免于天花来袭的一场接种运动可能导致上千人死亡（大部分是病人、体弱者和老人）。
4. 事情的复杂性在于，一些父母倾向于选择一系列的单一疫苗接种，虽然更细致的分析显示这一选择并不会改变疫苗原理。据说生物学上的联系存在于肠道麻疹病毒和孤独症之间，但麻疹疫苗仍然可以单独进行接种，于是父母被建议继续单一接种麻疹疫苗。而且，虽然大部分的讨论集中在麻疹上，但是风疹和更有争议的流行性腮腺炎可能引发的长期风险，被认为比疫苗引起的潜在伤害更危险。单一疫苗接种的方案导致总接种时间延迟，这给疾病的蔓延提供了更大的机会，会引起更大风险。在写这本书的时候，关于“混合疫苗”本身的风险，没有任何科学证据能支持记者招待会上的警告，而这警告不是从他的团队在《柳叶刀》（*The Lancet*）上发表的论文中得到的。
5. 这与“公地悲剧”相关。根据“公地悲剧”所说，如果每个农民都让他们的牲畜在公有地上毫无节制地吃草，牧草就会耗尽，从长远来看没有农民会从中获益。文中的这个例子更符合“囚徒困境”，因为在“公地悲剧”中，每个人都明白发生了什么事，而在疫苗接种和充作“囚徒”的情况下，没有人知道其他人做出了什么决定。
6. 在数据分析中，只有极少数受感染的案例被漏掉了。
7. 这不是说，很容易劝说父母接受这种选择的逻辑。没有比答应接种疫苗然后发现自己的孩子患上孤独症更糟糕的事情了。不管基于什么样的逻辑，父母都会觉得愧疚。
8. 两位笔者都进行了研究：柯林斯研究人类外科和动物外科，平奇研究动物外科。在人类和动物研究中，两位笔者注意到了在外科手术过程中寻找有机体静脉和器官由来已久的失败：在心脏起搏器植入手术中根本找不到头静脉，雪貂的子宫不在它应该处于的位置，找到马的睾丸得花半个小时。以下文章都被列入了参考书目：Collins, “Dissecting Surgery”；Pinch, Collins, and Carbone, “Inside Knowledge”；Collins, Devries, and Bijker, “Ways of Going on”。

9. 下一段中的观点来自拉赫蒙德（Jens Lachmund）。
10. 正如上文所暗示的，我们这里所讲的医学，是在发达国家中受到相对较好教育的人所接触到的医学。我们这里讨论的选择在发展中国家不可取，在发达国家那些人们普遍贫穷或受教育程度低的区域也不可取。在那些情况下，人们没有任何选择。我们希望在以后的某一天，每个人都会面临我们现在讨论的选择。
11. 在柯林斯和埃文斯的文章《科学研究的第三次浪潮》中，可以找到关于互动型专业知识和贡献型专业知识的表述。
12. 关于医学培训的经典案例研究，请参见 Becker, *Boys in White*。
13. 在艾滋病治疗研究（第七章）中提到了另一种成为科学家的途径。
14. 参见 Richard Horton, *Second Opinion*。另见他的 *MMR: Science and Fiction*。
15. 医药公司是唯一能够承担进行大规模双盲随机对照试验所需资金的组织，而只有在试验结果有可能带来投资回报的情况下，他们才会进行试验。见 David Horrobin, “Are Large Clinical Trials in Rapidly Lethal Diseases Usually Unethical？”。

第一章　医学中的一个重大难题——安慰剂效应

1. 很显然，在体育运动中，运动员的精神状态会对其表现产生很大影响。
2. “反安慰剂效应”，即心理因素导致的病情恶化，也可能存在，在本书第五章中将会讲到。
3. 记住，心理学家们已经论证期望效应和报告效应是独立于安慰剂效应而存在的。
4. 此观点来自恩塞林克（Martin Enserink）。
5. 此观点来自莱克夫（Andrew Lakoff）。
6. 此观点受到了一篇关于安慰剂双盲试验的报道的启发。在这个试验中，接受了激素替代疗法的试验组，其结果和对照组相比没有差别。（BBC *Today* program, August 8, 2003）

7. 笔者之一在接受了一次按摩疗法后，确信立即感受到了很大程度的缓解，而在此之前正统医学对我的腰疼问题毫无办法。虽然我以前对替代医学治疗持有强烈的怀疑态度，因为我和我的孩子们曾尝试过接受其他替代医学疗法（包括针灸）来治疗不同的疾病，没有哪一种发挥了作用，我也无法想象其中的一些会产生效果。就另一方面而言，我又对那些能够被（一位药剂师）轻易识别并缓解的症状都不能治疗的“技术驱动型”诊断和治疗感到不满意。那些对替代医学持极端怀疑态度的人们，总是忽视了有时正统疗法也不管用（这种情况定会存在）的事实，记住的只是那些失败的替代医学治疗。另一笔者对针灸疗法有很大的好感。
8. 针对随机对照试验适用于所有疗法的检测这一观点，一篇以降落伞为例的文章提出了有趣而具有讽刺意味的看法，见 Smith and Pell, “Parachute Use to Prevent Death and Major Trauma Related to Gravitational Challenge: Systematic Review of Randomized Control Trials”。我们的论证则更进了一步，即根据基于个体层面的从治疗到疗效的因果链的了解程度，将应该进行随机对照试验的案例和不应该进行的案例分开。显而易见，在降落伞的例子中，因果链已经了解得很清楚了。

第二章　以假乱真——冒牌医生

1. 这与前两部“勾勒姆系列”中讨论的“实验者回归”有很多相似之处。在那个案例中，当科学实验应该得到什么结果仍然处于争论中时，实验是否恰当地进行也就成了问题。
2. 见 U. S. House of Representatives, *Fraudulent Medical Degrees, Hearing before the Subcommittee of Health and Long-Term Care, of the Select Committee of Aging*, December 7, 1984, 3。
3. *The New York Times*, December 9, 1984, Late City Final Edition, sect. I, pt. I, p. 33, col. I, National Desk.
4. 在本章初稿完成很长时间后，2004 年年中，我们在美国发现了相同领域的关于冒牌医生的更早的论文《假医生》，内容与我们的发现相吻合。论文由德比希尔（Robert C. Derbyshire）撰写，于1980年首次发表，1990年进行了修改。在1969年至1978年间，德比希尔发现了47名从事正规医疗工作的冒牌医生。德比希尔的研究和我们有很多相同之处，比如，在美国的研究对象中没有女性，存在很多冒牌医生而且他们能够蒙混很长一段时间，冒牌医生的身份被揭穿通常是由于违反了与医学技能无关的规则，等等。德比希尔同样发现他们可以在准医疗行业中找到立足之地："通过与医生交流，冒牌医生可以学到足够的专业知识，去欺骗那些没有警惕性的人。"（46页）有一点德比希尔在报告中进行了更好的记载，即在冒牌全科医师们的身份被揭穿后，被他们治疗过（甚至包括未治愈）的病人对他们的医治的感激程度。在之后的注释中我们还会提到这一点。然而，他的分析结论是令人失望的。他的这篇论文是由普罗米修斯书社成书发表的，正如该书书名《健康劫匪：深入探究美国的庸医行径》所示，这类丛书和此卷的编辑们倾向于对边缘科学之类进行无情的揭发抨击。因此，德比希尔主要关心的是冒牌医生的丑闻以及怎样减少他们的数量。他并没有了解欺骗的通常情况，也没有理解冒牌医生很容易进入现代医学行业并在其中生存这一现象的含义。但是，他对冒牌医生职业生涯的描述还是值得一看的。由于太晚发现德比希尔的研究，我们只在这里和之后的注释中添加了相关内容。

5. 美国的案例由翁（Matthew Wong）于2004年收集。在英国的研究得到了英国经济和社会科学研究理事会（ESRC）资助的"冒牌医生：技能的模仿"（项目R000234576）的支持，哈特兰（Joanne Hartland）是主要研究者，柯林斯是顾问，该研究大部分是在1994年到1995年完成的。本章中的很多段落都来自哈特兰在柯林斯的协助下整理的初稿。
6. 责任认定的相关案例请参看"挑战者号"航天飞机灾难事件。参见《脱离控制的勾勒姆》第二章。
7. 对于我们的研究来说，这是保守的一步。
8. 调查中的女性人数很少，在87个研究对象中，只有5名女性。

9. 同样的论证也适用于医学权威机构。本书的读者都明白洗发水不是一种药物，因此不会想到冒牌医生会用它治疗咽喉感染。人们认为冒牌医生会为自己的名声着想，因此不可能做出那样的事情。因此，如果开出洗发水处方等事件是有问题的话，人们会联想到可能是医生年龄太大，或精神不稳定，或过度疲劳，而不会想到是医生资质的欠缺。这可能就解释了为什么家庭医师委员会在洗发水处方问题上没有对阿特金斯的资质进行严格审查，因为问题看上去不是因为无知造成的。

10. 德比希尔（《假医生》，31 页）发现，冒牌医生，尤其是小城镇的冒牌医生，都有一群忠实的信从者，他们憎恨他们所信任的家庭医生的身份被揭穿这件事。他对布兰特（Freddie Brant）的案例进行了讨论。布兰特曾在得克萨斯州的格罗夫顿欺诈行医，当他的身份被揭穿的时候，大家都围在他身边。一个农民说道："我的妻子患病 14 年了，还去了拉夫金、克罗基特、特里尼蒂看医生，但是所有医生中数他的疗法最有效。你真该看看她那时的样子，身体虚弱，站都站不直。但是他帮助了她，现在她可以给牛挤奶，可以做任何事。"（46 页）德比希尔说，由于当地人们支持布兰特的证词如报纸中所描述的那样"如洪水般泛滥"，当地的评审团拒绝判其有罪。他还描述了发生在纽约州一个小镇上的另一个典型案例，讲述的是一个有着 6 年经验并赢得人们信任的冒牌医生："他甚至得到了同事们的尊重，他们还经常找他参加会诊。当他的身份最终被揭穿时……他那些忠实的信从者的痛呼声响彻哈得孙河畔。他们甚至发起了请愿，希望他不会遭到驱逐。"（50 页）

为了和论文旨在抨击的基调达成一致，德比希尔试图将这种"忠诚"解释为现在被称为"认知失调"的结果，即民众一直把这些冒牌医生当作真的来看待，他们不想让自己看起来像傻瓜，因此坚持认为接受的医治是有价值的。（然而德比希尔又妥协说："有些人可能**相信**他们的确得到了帮助。"见 51 页，此处的强调格式是我们加上的。）我们则倾向于认为实际情况更接近我们的描述：医学科学的性质使那些有同理心的业余者能够成功地治疗大部分常见疾病，对于难度较大的病例，他们则进行转诊。

11. 在其他国家，如俄罗斯和古巴，医疗行业的工资要少得多。
12. 在疫苗接种方面（见第八章），我们同样没有关于个人的足够信息，因此不得不依赖群体统计数据。

第三章　扁桃体——诊疗及其过程中的不确定因素

1. 信息源自 Joel D. Howell, *Technology in the Hospital*。
2. 新技术在使医生的权限超过患者方面所起的重要作用，在导论中有过讨论。
3. 同样值得注意的是，从自我诊断到咨询医学专家这个过程，关键取决于医疗保健系统的资金来源、管理方式、医学专家的权威性等因素。很显然，就诊途径的相关问题是非常重要的。如果诊费很高而你又没有医疗保险，那么你一般不会去找专家就诊。更微妙的是，如果“不去浪费医生的时间”这种风气颇为盛行，那么在找专家之前你或许会做更多的自我诊断。在这种医疗保健系统中，医生被赋予更多的权威，而真正需要被关心的患者却被忽视了。相反，在美国，患者有更多选择机会，医生的权威相对较小，所以因为小病而就医的患者就更多。在另一些国家，患者则自己服药或找药剂师开药来解决小病，这也不失为有效的方法（如德国和瑞士）。
4. Jack L. Paradise et al., “Tonsillectomy and Adenoidectomy for Recurrent Throat Infection in Moderately Affected Children.”
5. 当然，此手术可能会对另一些疾病产生有效作用，特别是睡眠呼吸障碍以及其他一些影响耳鼻喉的疾病。
6. 数据来源于 Jack L. Paradise, “Tonsillectomy and Adenoidectomy”, in *Pediatric Otolaryngology*, ed. Bluestone, Stool, and Kenne。

第四章　替代医学——以维生素 C 和癌症为例

1. 见 Eric S. Juhnke，*Quacks and Crusaders*。
2. 关于边缘科学社会学的更多信息见 Collins and Pinch, “The Construction of the Paranormal: Nothing Unscientific Is Happening,” in *On the*

Margins of Science: The Social Construction of Rejected Knowledge, ed. Roy Wallis, Sociological Review Monographs 27, pp. 237—270（Keele：University of Keele, 1979）。

3. 鲍林抗议的结果之一是，《美国科学院院刊》以后不会直接拒绝刊登这样的文章，而是会像一般期刊一样给作者一个回应审阅意见的机会。
4. 物理科学中相同的论点见 Collins, *Gravity's Shadow*, 第 19 章。
5. 我们这里顺便标注一下，理查兹的活跃（她对鲍林的热烈拥护体现在她的书中）是由于她认为，在这个案例中，科学检测没有得到很好的实施，而不是科学检测完全不对题。我们的解决方法是，接受“医学科学不可能十全十美、而只能尽力达到完美”这一事实，这也是本书中我们讨论问题时秉承的观点。
6. 当然，人们可能根本不需要医学科学。人们或许愿意回到过去那个更奇妙的年代，在那个年代里，人们更注重“自然”和魔力，而不是试图将疗法的有效性理论化并对其进行评估。但本书的写作基于这一假定：无论如何，医学科学应该是我们努力的目标。

第五章　雅皮士流感、纤维肌痛以及其他有争议的疾病

1. 这种反安慰剂效应在医学文献中称为“nocebo effect”（源自拉丁语的“我将受害”之意）。关于这种效应的系统测试极少，因为设计这种预期结果会伤害病人的对照试验会遇到伦理上的难题。但有个别试验验证了这种效应，例如有一项试验表明，那些相信自己易患心脏病的女性，其死亡概率是有类似风险因素的女性的 4 倍。在另一项试验中，哮喘患者被告知他们吸入的无害气雾是一种刺激物，结果近半数的患者出现了呼吸困难。这呼吸困难的半数患者，在吸入一种他们以为是支气管扩张剂的物质后，哮喘立即好转。尽管曾有一两位研究者在文献中提出，海湾战争综合征等病症是反安慰剂效应的体现，但他们对该效应感兴趣，主要是想由此研究降低药物有害不良反应的可能性（其中部分不良反应的出现可能是因为病人认为药物会产生有害不良反应）。
2. 转引自 Jonathan Banks and Lindsay Prior, “Doing Things with Illness:

The Micro Politics of the CFS Clinic”。
3. Silverman, “A Disorder of Affect.”
4. 见 Arksey, *RSI and the Experts*。
5. 见《脱离控制的勾勒姆》。

第六章　对抗死亡——心肺复苏术

1. Stiell et al. “Advanced Cardiac Life Support”, p.647.

第七章　艾滋病患者权益活动人士

1. Collins and Pinch, *The Golem at Large,* pp. 126—150.
2. 已有人指出这里应该是锁骨下“静脉”，而不是“动脉”。

第八章　疫苗接种与父母的权利——麻疹、腮腺炎、风疹与百日咳

1. 这篇由韦克菲尔德等人所著的论文见《柳叶刀》。
2. 见沃尔夫（Wolfe）等人的论文。
3. 这里存在一个介乎两者之间的可能性，这个可能性我们最早在关于扁桃体切除术的第三章中讨论过。一般而言，在大众中，可能有一部分人更容易受到麻腮风疫苗的不良影响。如果我们能确定这个子集中的成员，那么即使在流行病学研究中也可能发现，他们所面临的危险，不亚于甚至超过了麻疹带来的危险。这样的发现无疑会帮助我们像诊断骨折一样，在个人身上探明疾病的来龙去脉。
4. 我们说“基本可以肯定”是因为一些反疫苗接种网站提出，疾病的根除虽然一般被认为是疫苗接种的功劳，但实际上是由于体质和营养上的增强。（但其似乎很难解释，疫苗所对抗的疾病在一些发展中国家被消灭或势头得到遏制的事实。）
5. 有人提出，不应该接种风疹疫苗，相反，有责任心的父母都应该要让他们的女儿在幼年得过风疹，以确保她们不会在怀孕时患上此病（对胎儿有严重危害）。他们的观点是，在抵御该病上，接种疫苗不如得病本身有效。照此逻辑，结论是，政府有责任主动使女童染上风疹。不过这种主张对我们论证的整体逻辑没有影响，

虽然可能会影响到细节。在风疹疫苗接种开始以前，家长们一定都有过（至少在英国）让年幼的女儿与风疹病人接触的习惯。

6. 该辩论由诺蒂（James Naughty）主持。
7. 平奇当时正在美国，对英国的这场辩论并不知情，也没有听到工党发言人讲话的广播。但是他认为，工党拒绝分开接种是因为他们相信，这将导致三联疫苗中的腮腺炎疫苗接种率降低，因为腮腺炎相对不致命。
8. 截至成稿时（2005年之前——编者注）为100人左右。
9. 感谢埃文斯对此观点的强调。
10. 在2003年年末本书撰写时，柯林斯属于少数派，至少在学者中是如此，而平奇的观点则被普遍接受。柯林斯与埃文斯在共同撰写的论文《科学研究的第三次浪潮》和《克努特国王》中，阐述和辩护了柯林斯的这一观点。请注意，如果韦克菲尔德的见解有实质性研究的支持，哪怕它是少数派观点，情况也可能有所不同。
11. 最主要的是由美国卫生与公众服务部佐治亚州亚特兰大市疾病预防控制中心发行的“DTP 10/15/91”，以及康诺特实验室公司（Connaught Laboratories, Inc.）发行的《免疫评论》（“Immunisation Review”），未标日期。
12. 这里似乎有些错误，因为平奇引用的册子先前说其概率为1/1 750，但是柯林斯当时没有发现。（柯林斯注）
13. 但请看 Barry Glassner, *The Culture of Fear*, pp.174—179。其中记录了百日咳的恐慌如何在美国传播开来，并认为新的疫苗不仅更昂贵，效力也更弱。
14. 这个情况有点复杂，尽管平奇夫妇当时不知道这一点，就百日咳而言，群体免疫很难产生。这是因为，首先，此疫苗不是百分之百有效；其次，几年过后它的效力会渐渐减弱；另外，年纪大的人不宜接种此疫苗，因为其对于年纪大的人不良反应更大。所以这种疾病仍然是一种流行病，但是对于高危人群——幼儿，可以通过接种疫苗将发病率控制在低水平，尽管他们以后仍有可能被家长或哥哥姐姐传染。

15. 感谢康奈尔科技研究项目（Cornell Program in Science and Technology Studies）的管理人员为我们找到了这篇报纸新闻，使我们得到了这个数据。
16. 见马德森（Maadsen）等所著论文。
17. 其作者是佩雷斯佩纳（Richard Perez-Pena）。

结语　主题回顾

1. 这种个人与集体的矛盾毫无疑问是社会政策的主要产物，参见 Richard Titmuss, *The Gift Relationship* 关于国家献血与输血体系的著名比较分析。
2. 这应该引起消费者组织的关注。
3. 实际上，即使这样也不是完全不存在问题的：福克兰群岛战争中有证据显示，那些身受重伤却没有得到及时的急救治疗而被留在寒冷中过夜的士兵，治愈率更高。有人解释说，躺在寒夜中减慢了身体的运行速度，使得内部伤口可以结疤，阻止失血。而移动身体以及通过输液迅速恢复血压，则使得内部血管的伤口无法自我闭合。（但请参见序言的注释 2。）当然，个体差异仍然十分重要，且未被充分地认识，如果此时就认为问题通过"故障树"分析的方式可以解决，那么情况就会变得非常糟糕。
4. 这里正如所有的二分法一样有着一定程度的重叠。因此，就算人们可能完全了解比如心脏移植、乳房切除术等的因果链，但要真正清楚它们延长了多少预期寿命，还需要将它们在所有手术中的效果平均，并与不治疗的情形做比较。
5. 见第八章的注释 5 中对介于两者之间的情况的论述。
6. 我们忽略了一些更微妙的影响，例如你吸烟会鼓励其他人也吸烟，也会支持烟草工业，从而间接为他人吸烟提供更多的机会。
7. 有意思的是，在美国，木本坚果引起的过敏每年造成一百多人死亡，但是没人提议坚果禁令。这使得人们对麻腮风疫苗的紧张情绪显得尤为突出，毕竟该疫苗带来了许多好处。
8. 关于政治的速度，这个例子中是父母的选择速度，超越了科学发展的速度，更系统的论述见柯林斯和埃文斯的文章《科学研究的第三次浪潮》。

9. 某些宗教团体除外。
10. 即使对于由同行评议的期刊，我们也不能完全信赖读到的内容。尽管同行评议往往都是正面评价，但在审查很严的出版机构所发行的技术性的医学类论文中，仍然有许多错误。甚至当阅读主流的学术期刊时，只有丰富的经验能帮助我们将“可靠的结果”与“不可靠的结果”区分开来。在《引力的影子》一书中，柯林斯阐明，甚至在物理学中，期刊上的文章也不能因其表面价值而完全信赖，一些发表的“表面上”非常重要的论文，通常会被那些“了解内情”的科学家忽略掉。
11. 有大量的文献涉及获得信息、掌握技能以及理解信息这三者之间的差异，“理解”这一点有时似乎以一种系统化的方式不断地被遗忘。于是，那些想让教育成本变得不太高昂的人们，希望忽略专业知识和信息之间的差异，以便大规模的远程教育可以取代有经验而且收费很高的教师。在政治光谱的另一端，那些支持将一切知识民主化的人们，也希望忽略这种差异，以便他们可以声称，外行通过阅读等方式，能够轻易获得挑战专业人员所需要的对信息的理解，而不需要被培训成专家。
12. 柯林斯所著的《人造专家》一书说明了一些为何如此的理由。
13. 这并不意味着，我们赞同广泛应用对卫生的经济分析。对卫生经济学的批评，见 Ashmore, Mulkay and Pinch, *Health and Efficiency*。
14. 这不是说不需要对替代疗法进行持续的**科学**研究，但这不同于让病人选择医学应该发展的方向。
15. 在西方国家，目前孕妇分娩时的死亡率是 1/10 000。
16. 关于医药产品和医疗干预是主要的死亡原因，见 Hasslberger, “Medical System Is Leading Cause of Death and Injury in US”。外科手术致死的数字来源于 Roy Porter, *The Greatest Benefit to Mankind* 一书第 687 页中引用的 1974 年参议院的调查。
17. 前两部也站在科学一边，尽管我们的批评者们，以及我们的一些同事，没有注意到这一点。

参考书目

Arksey, Hilary. *RSI and the Experts: The Construction of Medical Knowledge*. London and Bristol, Pa.: UCL Press, 1998.

Aronowitz, Robert A. *Making Sense of Illness: Science, Society, and Disease*. Cambridge and New York: Cambridge University Press, 1998.

Ashmore, Malcolm, Michael Mulkay, and Trevor Pinch. *Health and Efficiency: A Sociology of Health Economics*. Milton Keynes: Open University Press, 1989.

Baker, Jeffrey P. "Immunization and the American Way: 4 Childhood Vaccines." *American Journal of Public Health* 90.2 (2000): 199–207.

Banks, Jonathan, and Lindsay Prior. "Doing Things with Illness: The Micro Politics of the CFS Clinic." *Social Science and Medicine* 52 (2001): 11–23.

Becker, Howard S. *Boys in, White: Student Culture in Medical School*. Chicago: University of Chicago Press, 1981.

Beecher, H. K. *Measurement of Subjective Responses*. New York: Oxford University Press, 1959.

Beecher, H. K. "The Powerful Placebo." *Journal of the American Medical*

Association 159 (1955): 1602–6.

Blaxter, Mildred. "The Cause of Disease: Women Talking." *Social Science and Medicine* 17 (1983): 59–69.

Bloor, Michael. "Bishop Berkeley and the Adeno-tonsillectomy Enigma." *Sociology* 10 (1976): 43–61.

Bosk, Charles L. *Forgive and Remember: Managing Medical Failure*. Chicago: University of Chicago Press, 1979.

Brown, Phil. "Popular Epidemiology and Toxic Waste Contamination: Lay and Professional Ways of Knowing." *Journal of Health and Social Behavior* 33 (1992): 267–81.

Brown, Phil, et al. "A Gulf of Difference: Disputes over Gulf War—Related Illnesses." *Journal of Health and Social Behavior* 42 (2000): 235–57

Bynum, W. F., C. Lawrence, and V. Nutton. *The Emergence of Modern Cardiology*. London: Wellcome Institute for the History of Medicine, 1985.

Cameron, Ewan. *Hyaluronidase and Cancer*. New York: Pergamon Press, 1966.

Collins, H. M. *Artificial Experts: Social Knowledge and Intelligent Machines*. Cambridge, Mass.: MIT Press, 1990.

Collins, H. M. "Dissecting Surgery: Forms of Life Depersonalized." *Social Studies of Science* 24 (1994): 311–33.

Collins, H. M. *Gravity's Shadow: The Search for Gravitational Waves*. Chicago: University of Chicago Press, 2004.

Collins, H. M., G. Devries, and W. Bijker. "Ways of Going On: An Analysis of Skill Applied to Medical Practice." *Science, Technology, and Human Values* 22.3 (1997): 267–84.

Collins, H. M., and Robert Evans. "King Canute Meets the Beach Boys: Responses to the Third Wave." *Social Studies of Science* 33.3 (2003): 435–52.

Collins, H. M., and Robert Evans. "The Third Wave of Science Studies:

Studies of Expertise and Experience." *Social Studies of Science* 32.2 (2002): 235–96.

Collins, Harry, and Trevor Pinch. *The Golem: What Everyone Should Know About Science*. Cambridge and New York: Cambridge University Press, 1993. [2nd ed. in paperback; Canto, 1998]

Collins, Harry, and Trevor Pinch. *The Golem at Large: What You Should Know about Technology*. Cambridge and New York: Cambridge University Press, 1998. [Paperback ed.; Canto, 1998]

"Complementary Medicine." Special issue, *New Scientist* 2292 (May 26, 2001).

Derbyshire, Robert C. "The Make-Believe Doctors." In *The Health Robbers: A Close Look at Quackery in America*, edited by Stephen Barret and William T. Jarvis, 45–54. Buffalo: Prometheus Books, 1980. [2nd updated version 1990]

Enserink, Martin. "Can the Placebo Be the Cure?" *Science* 284 (1999): 238–40.

Epstein, Steven. *Impure Science: AIDS, Activism, and the Politics of Knowledge*. Berkeley, Los Angeles, and London: University of California Press, 1996.

Fox, Renee C. "Medical Uncertainty Revisited." In *Handbook of Social Studies in Health and Medicine*, edited by Gary L. Albrecht, Ray Fitzpatrick, and Susan C. Scrimshaw, 409–25. London, Thousand Oaks, and New Delhi: Sage, 2000.

Friedman, N. *The Social Nature of Psychological Research*. New York: Basic Books, 1967.

Glassner, Barry. *The Culture of Fear*. New York: Basic Books, 1999

Groopman, Jerome. "Hurting All Over." *New Yorker*, November 13, 2000, 78–92.

Hardy, Michael. "Doctor in the House: The Internet as a Source of Lay Health Knowledge and the Challenge to Expertise." *British Medical Journal* 321 (1999): 1129–32.

Harrington, Anne, ed. *The Placebo Effect: An Interdisciplinary Exploration.* Cambridge Mass.: Harvard University Press, 1997.

Harrow, David H. "Indications for Tonsillectomy and Adenoidectomy." *Laryngoscope* 112 (2002): 6–10.

Hasslberger, Josef. "Medical System Is Leading Cause of Death and Injury in US." *NewMediaExplorer*. http://www.newmediaexplorer.org/sepp/2003/10/29/medical_system_is_leading_cause_of_death_and_injury_in_us.htm.

Helman, Cecil G. "'Feed a Cold, Starve a Fever': Folk Models of Infection in an English Suburban Community, and Their Relation to Medical Treatment." *Culture, Medicine and Psychiatry* 2 (1978): 107–37.

Horrobin, David F. "Are Large Clinical Trials in Rapidly Lethal Diseases Usually Unethical?" *Lancet* 361 (February 22, 2003): 695–98.

Horton, Richard. *MMR: Science and Fiction; Exploring a Vaccine Crisis.* London: Granta Books, 2004.

Horton, Richard. *Second Opinion*. London: Granta Books, 2003.

Howell, Joel D. *Technology in the Hospital: Transforming Patient Care in the Early Twentieth Century*. Baltimore: Johns Hopkins University Press, 1995.

Hrobjartsson, Asbjorn, and Peter C. Gotzsche. "Is the Placebo Powerless? Analysis of Clinical Trials Comparing Placebo with No Treatment." *New England Journal of Medicine* 344 (2001): 21, 1594–1602.

Illich, Ivan. *Limits to Medicine: Medical Nemesis, the Expropriation of Health*. Harmondsworth: Penguin, 1976.

Juhnke, Eric S. *Quacks and Crusaders: The Fabulous Careers of John Brinkley, Norman Baker, and Harry Hoxsey*. Lawrence: University Press of Kansas, 2002.

Lachmund, Jens. "Between Scrutiny and Treatment: Physical Diagnosis and the Restructuring of 19th Century Medical Practice." *Sociology of Health and Illness* 20 (1998): 779–801.

Lachmund, Jens. "Making Sense of Sound: Auscultation and Lung Sound

Codification in Nineteenth-Century French and German Medicine." *Science, Technology and Human Values* 24 (1999): 419–50.

Lachmund, Jens, and Gunnar Stollberg, eds. *The Social Construction of Illness: Illness and Medical Knowledge in Past and Present.* Stuttgart: Franz Steiner Verlag, 1992.

Lakoff, Andrew. "Signal and Noise: Managing thc Placebo Effect in Antidepressant Trials." Paper presented to meeting of the Society for Social Studies of Science. Cambridge, Mass., November 1–4, 2001.

Lloyd, Andrew R. "Muscle versus Brain: Chronic Fatigue Syndrome." *Medical Journal of Australia* 153 (1990): 530–33.

Maadsen, Kreesten, et al. "A Population Based Study of Measles, Mumps, and Rubella Vaccination and Autism." *New England Journal of Medicine* 347.19 (2002):1477–82.

Mathews, J., et al. "Guillotine Tonsillectomy: A Glimpse into Its History and Current Status in the United Kingdom." *Journal of Laryngology and Otology* 116 (2002): 988–91.

Maurer, D. W. *The Big Con: The Story of the Confidence Man and the Confidence Game.* New York: Bobbs Merrill Co., 1940.

Millman, Marcia. *The Unkindest Cut: Life in the Backrooms of Medicine.* New York: Harper, 1976.

Monaghan, Lee F. *Bodybuilding, Drugs, and Risk.* London and New York: Routledge, 2001.

Paradise, Jack L. "Tonsillectomy and Adenoidectomy." In *Pediatric Otolaryngology*, edited by C. D. Bluestone, S. E. Stool, and M. A. Kenne, 1054–65. Elsevier Science Health Science Division, 1996.

Paradise, J. L., et al. "Efficacy of Tonsillectomy for Recurrent Throat Infection in Severely Affected Children: Results of Parallel Randomized and Nonrandomized Clinical Trials." *New England Journal of Medicine* 310 (1984): 674–83.

Paradise, J. L., et al. "Tonsillectomy and Adenoidectomy for Recurrent Throat Infection in Moderately Affected Children." *Pediatrics*

110.1 (2002): 7–15.

Pauling, Linus. *Vitamin C and the Common Cold*. San Francisco: W. H. Freeman, 1970.

Pinch, T., H. M. Collins, and L. Carbone. "Inside Knowledge: Second Order Measures of Skill." *Sociological Review* 44.2 (1996): 163–86.

Porter, Roy. *The Greatest Benefit to Mankind*. New York: W. W. Norton and Co., 1998.

Porter, Roy. *Health for Sale: Quackery in England, 1660–185*. Manchester and New York: Manchester University Press, and St. Martin's Press, 1989.

Prior, Lindsay. "Belief, Knowledge, and Expertise: The Emergence of the Lay Expert in Medical Sociology." *Sociology of Health and Illness* 25 (2003): 41–57.

Richards, Evelleen. *Vitamin C and Cancer: Medicine or Politics*? London: Macmillan, 1991.

Rosenberg, Charles E. *The Cholera Years: The United States in 1832, 1849, and 1866*. Chicago: University of Chicago Press, 1962.

Rosenberg, Charles E., and Janet Golden, eds. *Framing Disease: Studies in Cultural History*. New Brunswick, N.J.: Rutgers University Press, 1992.

Rosenthal, Robert. "Interpersonal Expectancy Effects: The First 345 Studies." *Behavioural and Brain Sciences* 3 (1969): 377–415.

Rosenthal, Robert. "Interpersonal Expectations." In *Artifacts in Behavioural Research*, edited by R. Rosenthal and R. C. Rosnow. New York: Academic Press, 1978.

Rosenthal, Marilyn M. *The Incompetent Doctor: Behind Closed Doors*. Buckingham: Open University Press, 1995.

Shapiro, Arthur K., and Elaine Shapiro. "The Placebo: Is It Much Ado about Nothing?" In *The Placebo Effect: An Interdisciplinary Exploration*, edited by Anne Harrington, 12–36. Cambridge, Mass.:

Harvard University Press, 1997.

Silverman, Chloe. "A Disorder of Affect: Love, Tragedy, Biomedicine, and Citizenship in American Autism Research, 1943–2003." PhD diss., University of Pennsylvania, 2004.

Singer, M., et al. "Hypoglycemia: A Controversial Illness in US Society." *Medical Anthropology* 8 (1984): 1–35.

Smith Gordon, C. S., and Jill P. Pell. "Parachute Use to Prevent Death and Major Trauma Related to Gravitational Challenge: Systematic Review of Randomized Control Trials." *British Medical Journal* 327 (2003): 1459–61.

Stiell, Ian G., et al. "Advanced Cardiac Life Support in Out-of-Hospital Cardiac Arrest." *New England Journal of Medicine* 351 (August 12, 2004): 647–66.

Stolberg, Sheryl Gay. "Sham Surgery Returns as a Research Tool." *New York Times*, April 25, 1999.

Talbot, M. "The Placebo Prescription." *New York Times Magazine*, January 9, 2000. Accessed at http://www.nytimes.com/library/magazine/home/20000109mag-talbot7.html.

Thornquist, Eline. "Musculoskeletal Suffering: Diagnosis and a Variant View." *Sociology of Health and Illness* 17 (1995): 166–80.

Timmermans, Stefan. *Sudden Death and the Myth of CPR*. Philadelphia: Temple University Press, 1999.

Titmuss, Richard. *The Gift Relationship: From Human Blood to Social Policy*. Harmondsworth: Penguin, 1973.

Wakefield, A. J., et al. "Ileal-Lymphoid-Nodular Hyperplasia, Non-Specific Colitis, and Pervasive Developmental Disorder in Children." *Lancet* 351 (1998): 637–41.

Watts, Geoff. "The Power of Nothing." *New Scientist* 2292 (2001): 34–37.

Wolfe, Robert M., Lisa K. Sharp, and Martin S. Lipsky. "Content and Design Attributes of Antivaccination Web Sites." *Journal of the*

American Medical Association 287.24 (2002): 3245–48.

Wright, P., and A. Treacher, eds. *The Problem of Medical Knowledge: Examining the Social Construction of Medicine*. Edinburgh: University of Edinburgh Press, 1982.

译后记

十三年倏忽而过，在21世纪第三个十年的起点，身处地球村各处的每个个人与不同族群的生命和健康被一种未知的新病毒紧密联系在一起。我们每个人既可能是病毒的潜在感染者，也可能是隐匿的传播者。经历过武汉封城的无助和陪伴闺女发热门诊隔离的坚强，今天重新捧读修订这本反思医学的经典著作——《勾勒姆医生》，思考“疫”与“病”的辩证关系，病原检测的“时”“度”之间，疫苗接种的“群”“己”之虑，让我对作为科学的医学与作为救助手段的医学相区分这一主题有了更切身的理解与更深刻的领悟。

本书的作者之一、技术社会建构论（Social Constructivism of Technology, SCOT）的代表人物特雷弗·平奇在新冠疫情期间由于癌症去世，他和哈里·柯林斯尝试用科学的逻辑去发现科学内部的问题的弱科学主义倾向虽然被有些学者批评为过于温和，但通过书中大量翔实的具体案例和亲身经验，两位作者抽丝剥茧、条分缕析、有理有据地向读者展示了医学科学知识产生过程中种种

“社会建构”的因素，颠覆了将科学知识等同于客观真理的常识科学观，深入浅出地普及和传播了“科学是客观但可错的（objective but fallible）”这一观念。

“勾勒姆系列”是科学知识社会学领域的代表性著作，本书是此系列的第三部。在前两部《勾勒姆：关于科学你应该知道的》和《脱离控制的勾勒姆：关于技术你应该知道的》对科学与技术进行科学知识社会学反思和探究的基础上，两位作者又将医学纳入考察的视域。《勾勒姆医生》这本书探讨了现代医学中存在的种种不确定性，并对其不稳固的临床研究和实践基础（包括安慰剂效应、疾病的界定和诊断等），甚至假冒的行医者的现象进行了研究。本书的另外两个主题是：作为病患个体短期救助手段的医学和作为人类集体长远发展目标的科学的医学之间的区分，以及医患之间互动和交流的建构。关于前者，作者通过对心肺复苏术的历史描述、疫苗接种和替代医学治疗的案例分析，深刻地揭示出现代医学的这一重要区分；关于后者，作者通过描述艾滋病临床研究中病患团体和研究者之间的冲突与合作、扁桃体切除诊断的困难，以及定义新类型疾病的争论，凸显了互动型的医患交流模式和医患共享的专业知识的重要性。这也是本书在医学知识社会学研究方面的独树一帜之处。我国的科学知识社会学研究方兴未艾，一直以来主要是科学哲学领域的学者在从事这方面的研究，社会学领域的学者关注得还不多，尤其是对医学知识的哲学和社会学研究还在起步阶段。因此，重新修订出版这本科学知识社会学领域的扛鼎之作，在十几年后仍然具有重要的学术价值和深远的社会影响。

本书第一版的序言、导论和结语由雷瑞鹏翻译，宋倩、程静校对第一稿；第一、二章由雷瑞鹏、刘泽军翻译，第三章由于新林翻译，第四、五章由雷瑞鹏、朱文仓翻译，第六章由雷瑞鹏、胡丹丹翻译，第七、八章由雷瑞鹏、罗会宇翻译；第一章到第四章由程静校对第一稿，第五章到第八章由宋倩校对第一稿；第一版全书由雷瑞鹏校对第二稿和第三稿并最后定稿。本书第二版的修订工作由雷瑞鹏整体负责，王跃鑫和谈力铭同学参与了相关工作。

由于本书涉及的知识面比较宽广，我们的英语水平和知识面有限，错误之处在所难免，望读者不吝指正。

雷瑞鹏

2022 年仲夏夜于汇博苑

文
景

社 科 新 知　文 艺 新 潮

Horizon

勾勒姆医生

［英］哈里·柯林斯　［英］特雷弗·平奇　著
雷瑞鹏　译

出 品 人：姚映然
策划编辑：朱艺星
责任编辑：高晓明　朱艺星
营销编辑：高晓倩　雷静宜
装帧设计：安克晨

出　　品：北京世纪文景文化传播有限责任公司
（北京朝阳区东土城路8号林达大厦A座4A　100013）
出版发行：上海人民出版社
印　　刷：山东临沂新华印刷物流集团有限责任公司
制　　版：南京展望文化发展有限公司

开 本：890mm×1240mm　1/32
印 张：9.50　字 数：212,000　插 页：2
2022年8月第1版　2022年8月第1次印刷
定 价：59.00元
ISBN：978-7-208-17648-5/R·69

图书在版编目（CIP）数据

勾勒姆医生 /（英）哈里·柯林斯（Harry Collins），（英）特雷弗·平奇（Trevor Pinch）著；雷瑞鹏译. —上海：上海人民出版社，2022
书名原文：Dr. Golem: How to Think about Medicine
ISBN 978-7-208-17648-5

Ⅰ.①勾… Ⅱ.①哈… ②特… ③雷… Ⅲ.①医学-普及读物 Ⅳ.①R-49

中国版本图书馆CIP数据核字（2022）第036076号

本书如有印装错误，请致电本社更换 010-52187586

Dr. Golem: How to Think about Medicine

By Harry Collins and Trevor Pinch

© 2005 by The University of Chicago.

Licensed by The University of Chicago Press, Chicago, Illinois, U.S.A.

Chinese simplified translation copyright © 2022 by Horizon Media Co., Ltd.,

A division of Shanghai Century Publishing Co., Ltd.

ALL RIGHTS RESERVED